脳がみるみる若返る

脳トレ
名作音読ドリル

諏訪東京理科大学教授
篠原菊紀
監修

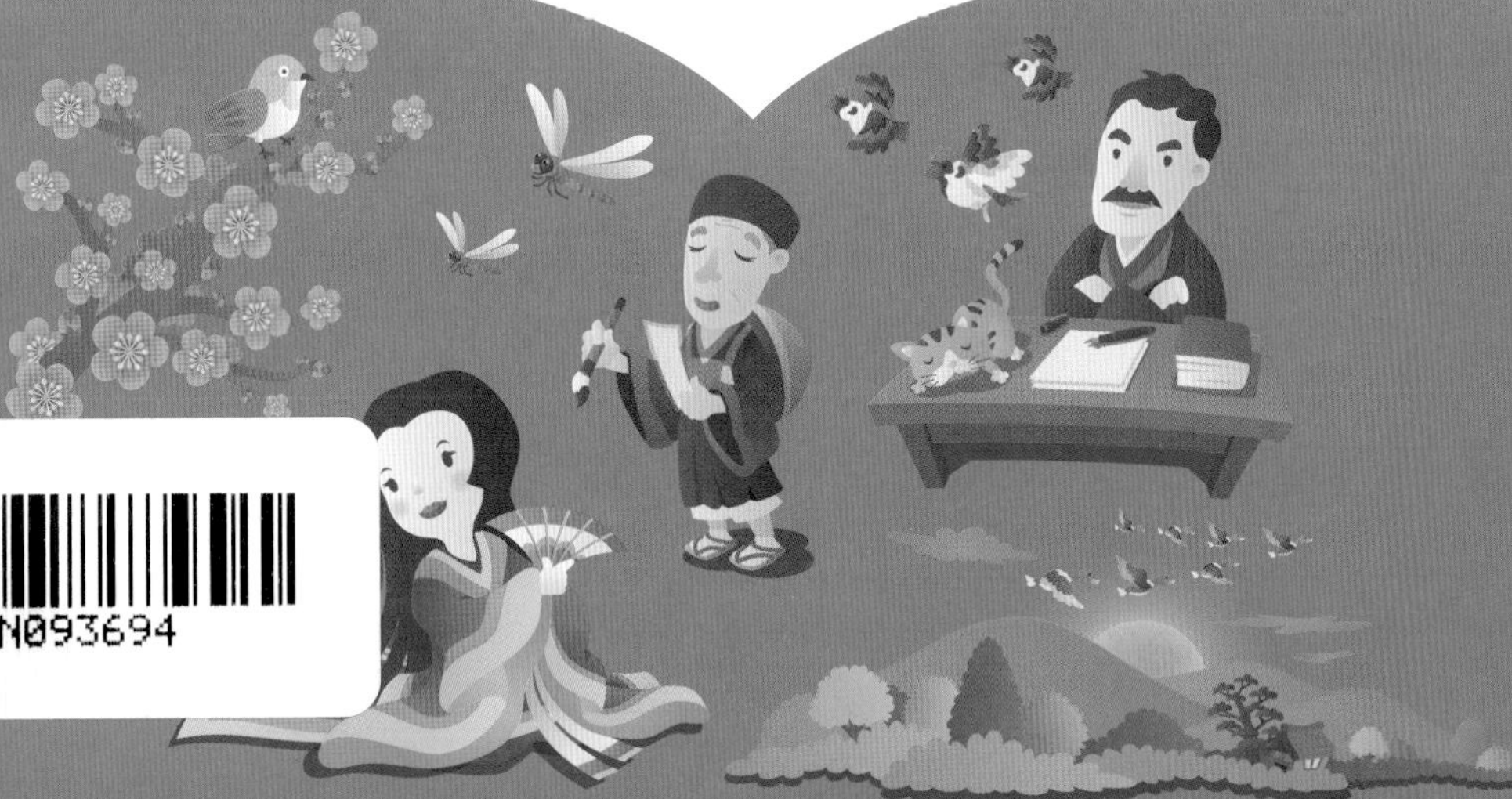

ナツメ社

あなたの脳の年齢を測定しよう!

脳年齢
チェックテスト

あなたの脳の機能の年齢は何歳くらいだと思いますか?
まずは自分の脳年齢を測定してみましょう。
脳年齢を知るために、
これから9つのテストに挑戦していただきます。

脳年齢チェックテストの方法

1. Question1~9を順番に解きましょう。
2. 制限時間のあるものは、それに従ってください。
途中で答え合わせをしてはいけません。
3. 最後まで問題を解いたら10ページで答え合わせをしましょう。
4. 10ページにある計算式に得点を入れると、
あなたの脳年齢がわかります。

Question1

間違いさがし

下のイラストを30秒間見て覚え、次のページの質問に答えましょう。

制限時間30秒

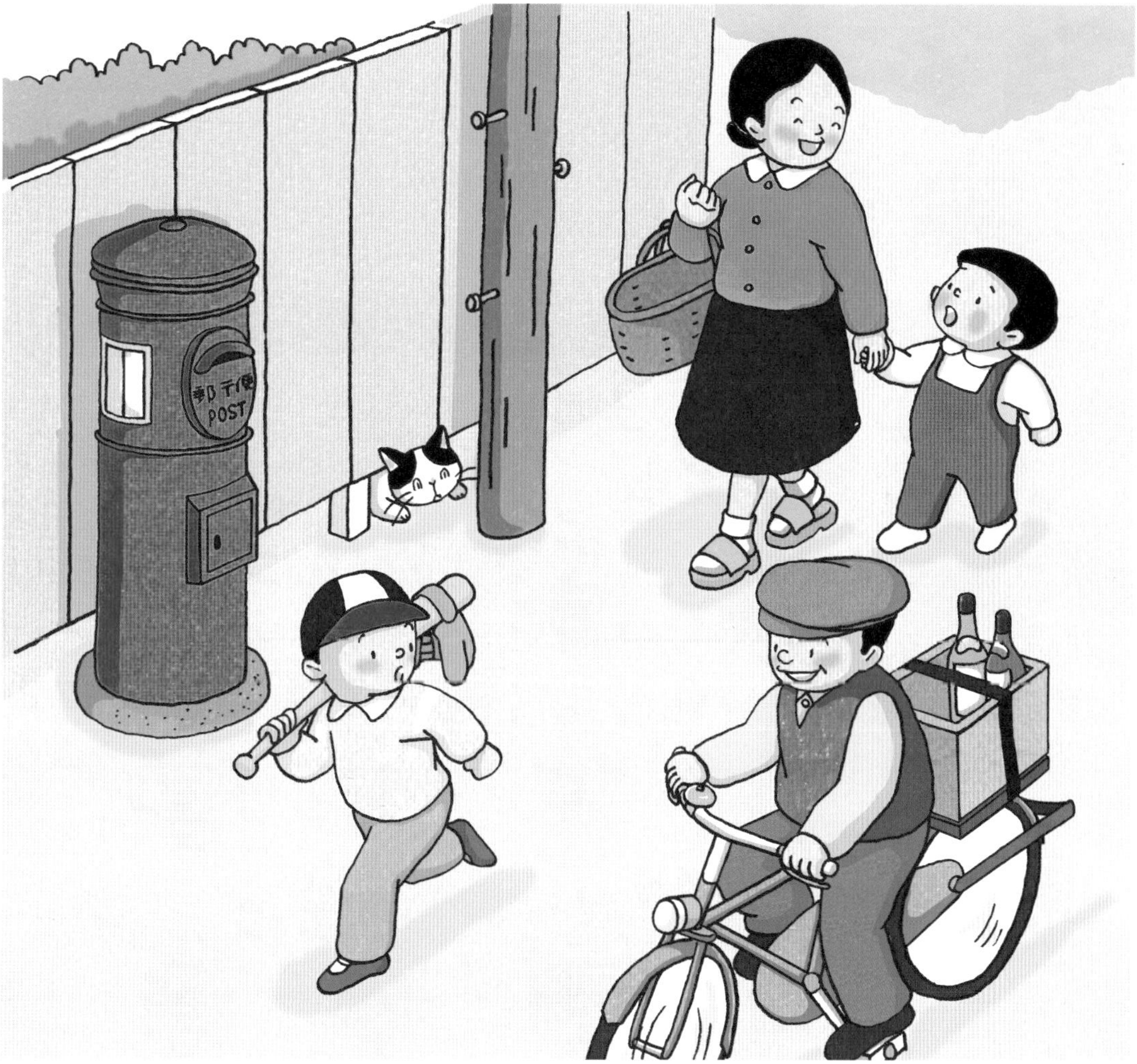

前のページのイラストと違うところが3つあります。違うのはどこでしょうか。イラストに○をつけるか、答えの欄に書きましょう。

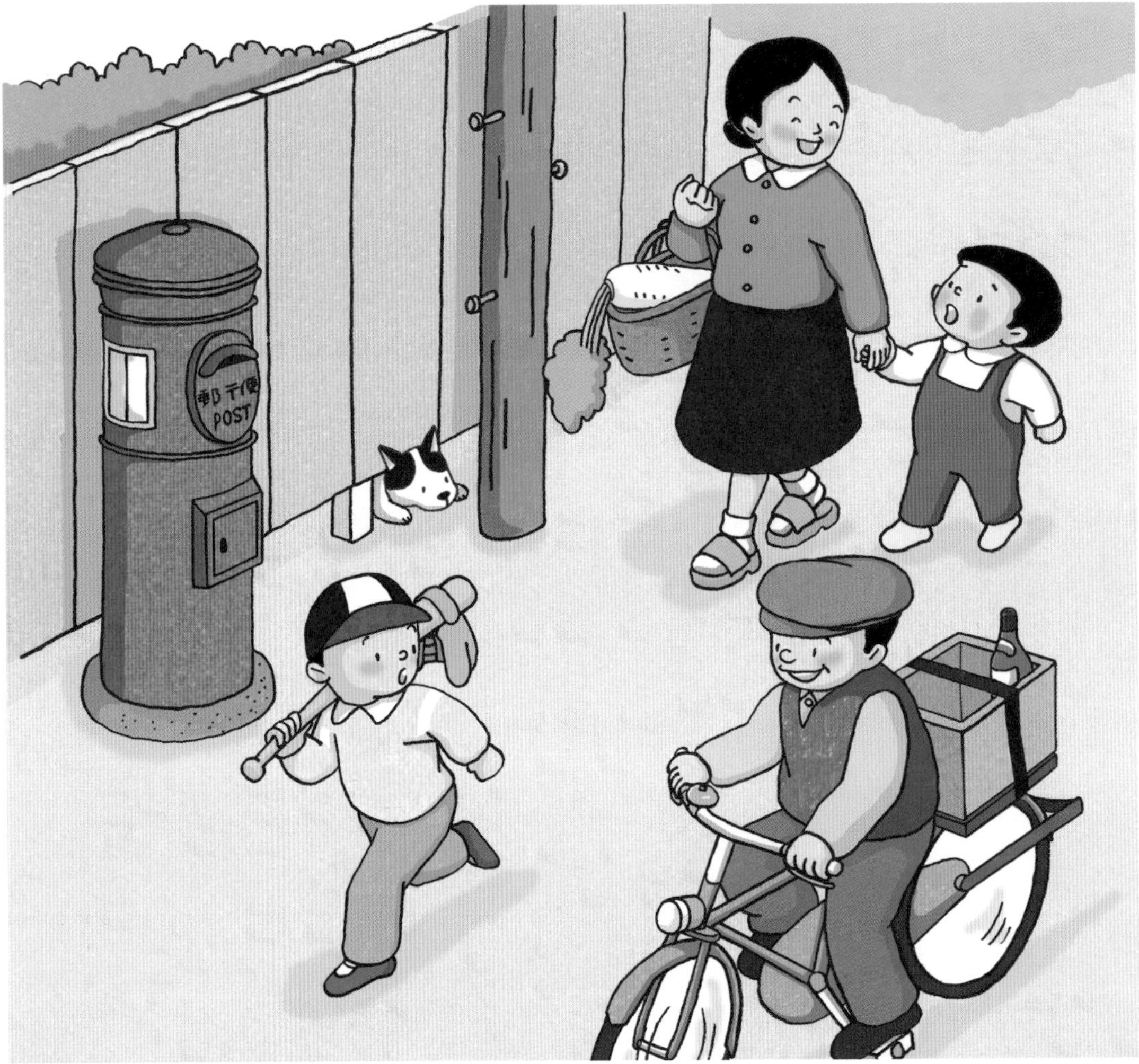

Answer

Question2

動物の名前

あなたの知っている動物の名前をできる限り書き出しましょう。

制限時間30秒

Question3

言葉を覚える

次の4つの言葉を、10秒間見て覚えてください。

制限時間10秒

つばき　ぶどう

まだい　とんぼ

Question4

ピラミッド足し算

隣り合った数字を足すと、一つ下の段の数になります。メモをせず暗算で足し算をし、答えの欄に数を書きましょう。

制限時間60秒

例

1 2 3

3 5

8

① 4 6 3

? ?

Answer

② 8 7 5

? ?

Answer

Question5

ひらがな計算

次の計算式を頭の中で+や−に置きかえて暗算をし、答えの欄に数を書きましょう。

制限時間60秒

例

いちたすにたすよんたすご = 12
1 + 2 + 4 + 5

Answer

① にたすさんたすごたすななひくよんひくに =

Answer

② はちひくにたすろくたすごひくさんたすなな =

Answer

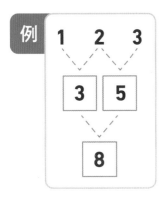

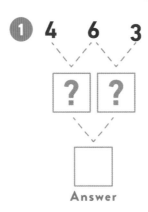

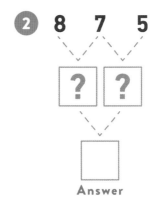

Question6

違うもの さがし

次のイラストの中に、1つだけ絵柄の
違うイラストがあります。①～⑫のどれでしょう。

制限時間30秒

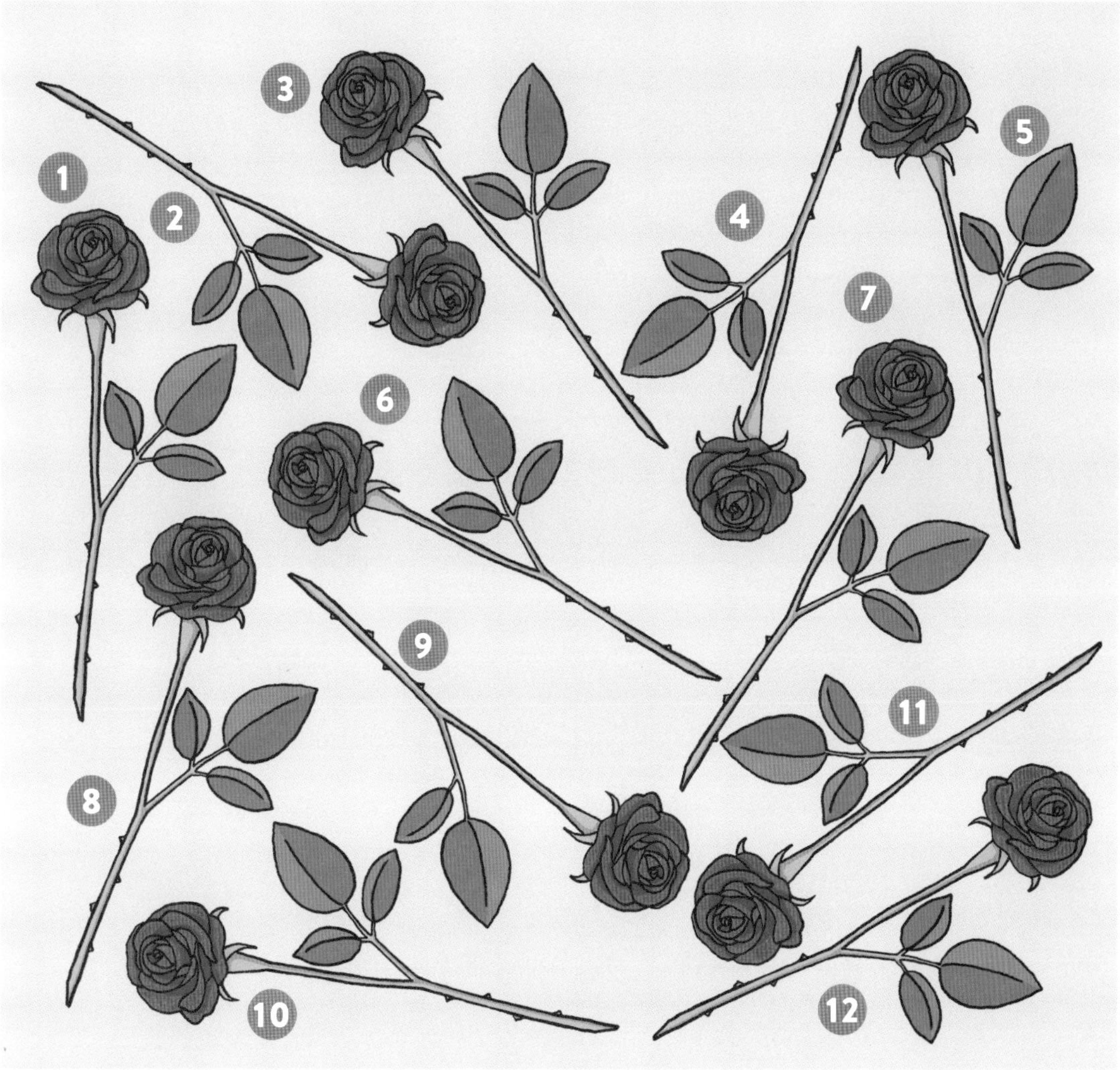

Question7
Question3 の答え

Question3で覚えた4つの言葉を思い出して書き出しましょう。

制限時間60秒

Answer

-
-
-
-

Question8
逆さ言葉

次の3つの言葉を、声に出して逆さから読みましょう。

制限時間60秒

1. あさごはん
2. 卵焼き
3. 味噌汁

Question9
すりすり トントン

右手をパーに、左手をグーにして机の上に乗せ、指示にしたがって、手を動かしましょう。

❶ パーにした右手を手前に、グーにした左手を上に動かします。

左右の手の動きを同時に行う

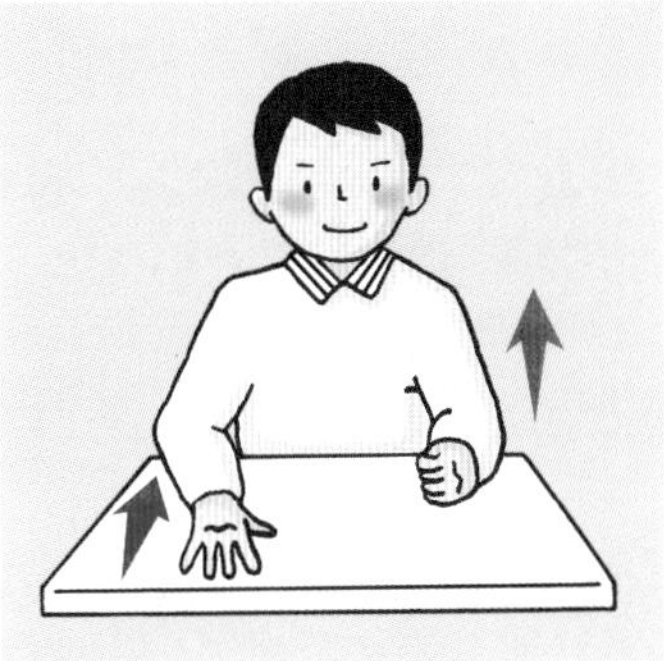

❷ 右手を奥へ、左手を下へ動かします。❶と❷を10回繰り返します。

❶❷の動きをリズミカルに

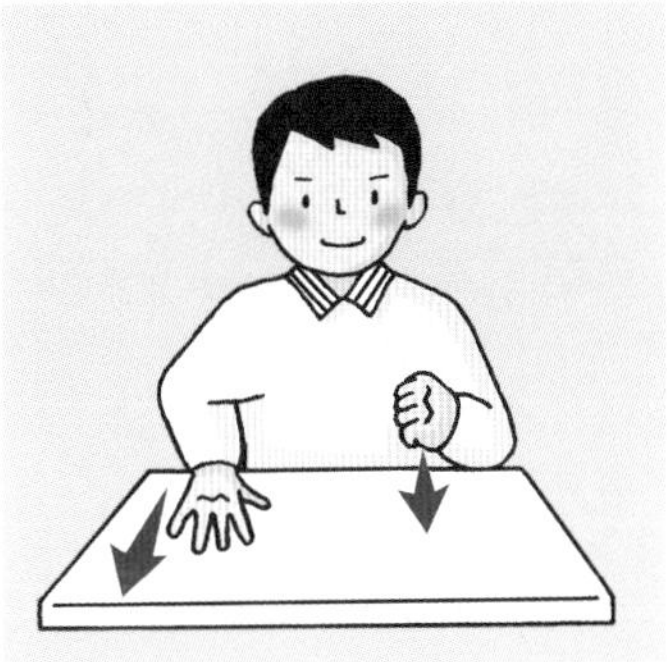

❸ 左右の動きを入れ替えて、また10回行います。

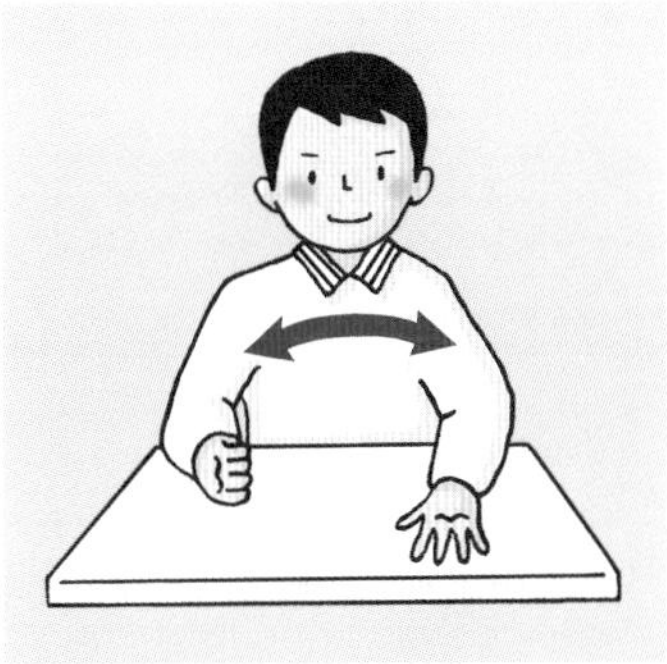

脳年齢チェックテストの診断・解説

チェックテスト点数表

Question	答えと点数	あなたの点数
1	塀の下の猫が犬に、女性の買い物かごに大根、自転車の荷台の瓶の数　解けた…3点、解けなかった…0点	
2	書いた数が1～7個…書いた個数×3点 書いた数が8個以上…24点	
3	配点はありません。	
4	❶19 ❷27 どちらも解けた…3点、1問解けた…2点、解けなかった0点	
5	❶11 ❷21 どちらも解けた…3点、1問解けた…2点、解けなかった0点	
6	❾（バラの葉の数） 解けた…3点、解けなかった…0点	
7	つばき、ぶどう、まだい、とんぼ 正解数×5点	
8	楽にできた…3点、なんとかできた…2点、 できなかった0点	
9	楽にできた…3点、なんとかできた…2点、 できなかった0点	
	合計	点

脳年齢の出し方

100－［　　］＝［　　］歳 ◀ あなたの脳年齢

「100」から「テストの合計点」を引いた数が脳年齢です。

脳のトレーニングで

脳年齢は若返り可能です

さて、あなたの脳年齢はいくつでしたか？

実際の年齢より高かった……と、がっかりされた方もいるかもしれません。しかし、そこで落ち込まないでください。脳はトレーニングすることで機能が維持され、成長することがわかっています。

実際の年齢より若かった！　と喜んでいらっしゃる方は、より若く、活発に働く脳をキープしましょう。そのためには、やはり脳を使うことが有効です。

この「脳年齢チェックテスト」では、問題1、問題6で「空間認知力➡16ページ」、問題2で「想起力➡16ページ」をチェックしていますが、大きくは「ワーキングメモリ➡16ページ」の力をチェックしています。たとえば、みなさんがきっといちばん苦労したであろう問題3が、その代表的な問題です。言葉や絵柄を覚えてほかの課題を行い、あとから言葉や絵柄を思い出す、これは「入れ子課題」といって、運転免許の高齢者認知機能検査などでも必ず行われるものです。というのも、ワーキングメモリの力は、年齢とともに下がりがちになるからです。

本書では、音読とともに、これらの能力を高めるための脳トレ問題を用意しました。音読で刺激を与えたあと、さまざまな問題を解くことで、脳はより活性化します。脳年齢チェックテストで苦手だなと感じた分野は、とくにがんばって挑戦してみましょう。

年とともに衰える脳の機能を活性化します

慣れない文章の音読が、前頭前野を目覚めさせる

本書では声に出して読む「音読」のために、古典文学、小説、短歌、俳句、漢詩、童謡など、さまざまな分野のテキストを用意しました。初めて目にする、口から発する文章は、うまく読めないかもしれません。しかしそれが、脳にはいいのです。難しい言葉をきちんと発音する、滑舌《かつぜつ》よく読もうとすると、単に黙読するより、脳はより多く働きます。不慣れな文章を読む行為は、脳の「前頭前野」を大いに刺激することがわかっています。

前頭前野とは前頭葉の一部で、ものを考えたり記憶したり、感情をコントロールしたりすることを担っている、まさに知的活動の中枢。「脳の司令塔」とも呼ばれるところで、ここの働きが衰えると、意欲や思考能力が低下したり感情のコントロールが効かなくなったりしてしまいます。また、前頭前野は、認知機能を左右する「ワーキングメモリ ➡16ページ」にも大きくかかわっています。

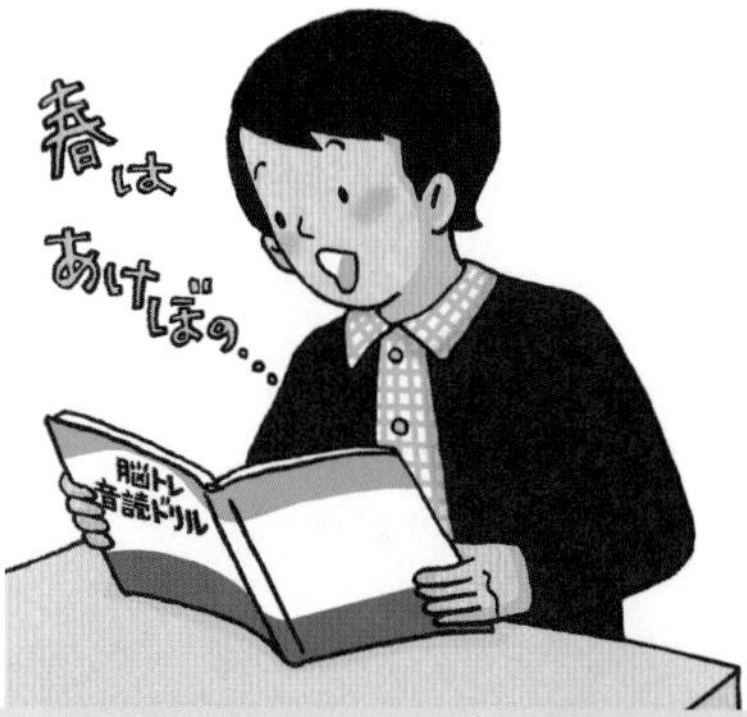

リラックス効果や想像力アップ効果もある音読

慣れ親しんだ文章を音読することで得られる効果もあります。気持ちや感情にかかわる「大脳辺縁系」の活動が高まり、気持ちが整って、いやしやリラックス効果がもたらされます。お気に入りの文章の音読は、心を整えることができるのです。さらに、2回目以降も、読むスピードを上げる、内容を理解する、状況を想像するなど、単に読み上げるだけではないステップアップを意識すると、脳への刺激が高まります。

また、文章の内容に思いをはせながら音読すると「側頭頭頂結合部」の活動が高まります。この部分は形や動きを判断したり、さまざまな想像をする能力にかかわっていて、ここを損傷すると比喩表現ができなくなってしまいます。情緒的な文章を読むときには、声に抑揚をつけたり、文章の世界を想像したり、情景を思い描くことを意識してみましょう。

音読で刺激される脳の部分

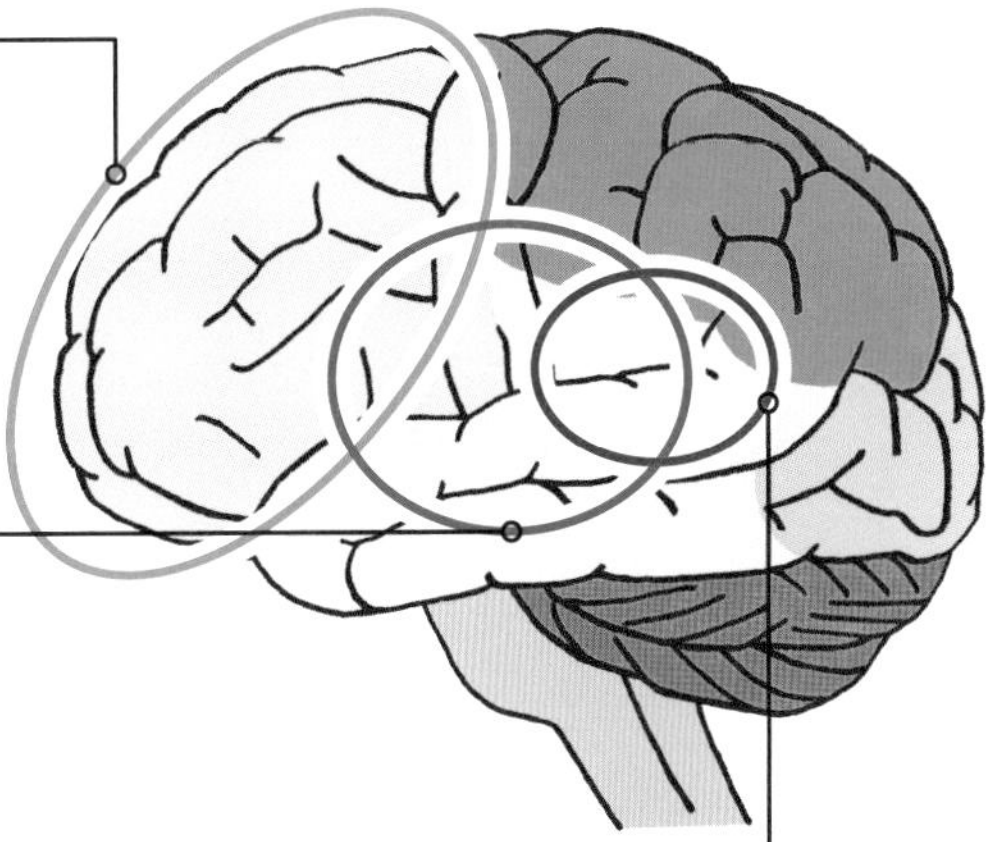
前頭葉
思考、運動、言語を発する、感情や欲求を調整するなど、人間らしさをつかさどる。前頭前野はこの前の部分。
大脳辺縁系
気持ちや感情、快楽にかかわる。
側頭頭頂結合部
視覚や感覚、想像力にかかわる。

多彩な問題で、総合的な脳力をアップ！

脳トレで頭をしっかり使い、脳の力を向上させる

　年をとると、顔は思い浮かぶけれど名前が出てこない、さっき話そうとしたことが思い出せない、キッチンまで来たけれど何をしようとしたか忘れてしまった……というようなことも起こるでしょう。しかし、そんな「思い出せない」「覚えられない」ことを、もう年だから仕方ないなどと、あきらめるのはやめましょう。

　脳の機能は、頭をしっかり使い、運動をし、バランスのいい食事をとり、血圧などの健康管理をおこなえば、維持、向上できることがわかっています。音読のあとに問題を解くという2つの課題を行う本書は、その中のしっかり頭を使う、脳トレに大いに役立ちます。

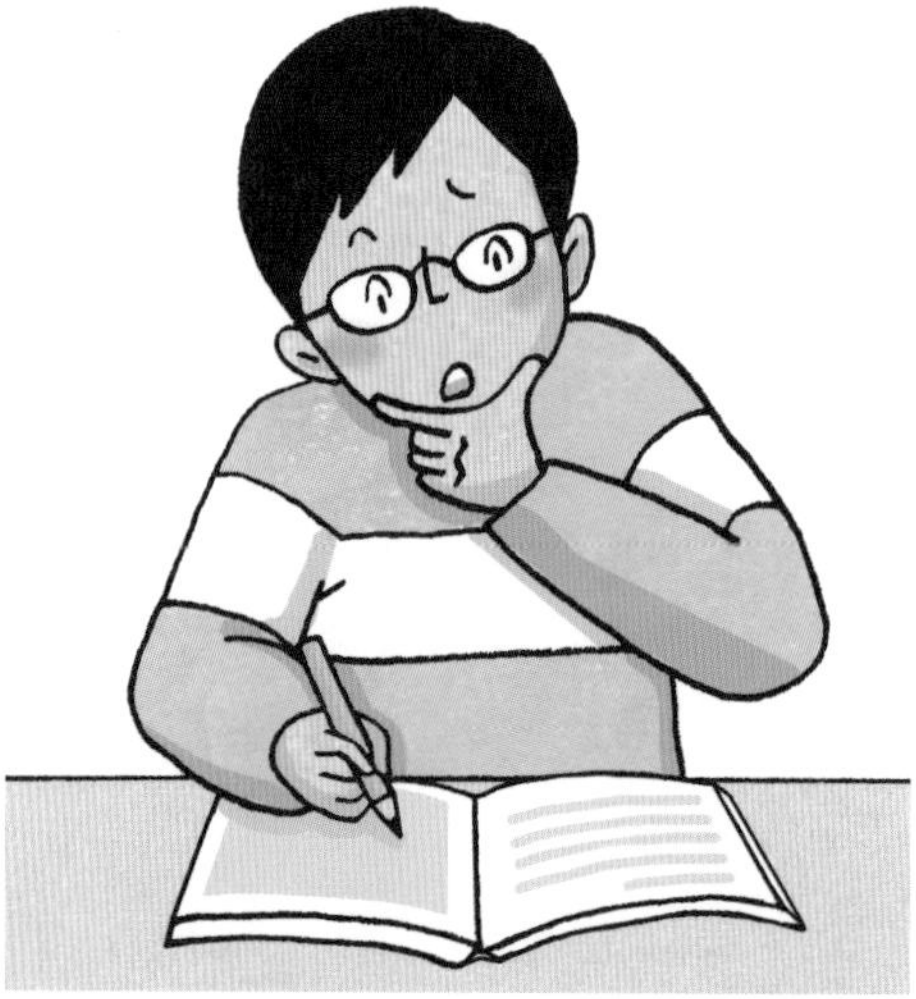

脳が嫌がることをするのが、効果アップのポイント

脳の活動を調べると、慣れないことにチャレンジしたときや苦労しているときに、脳の前頭前野⬇12ページが強く活性化します。ですが、その頭の使い方に慣れると鎮静化していき、脳の活性にはつながらなくなってしまいます。変化のない習慣的な活動をしているだけでは、脳はきたえられないということです。

脳を活性化させるには、本書のような、非日常的な刺激となる音読や、課題に挑戦する脳トレが効果的なのです。とくに次のページで紹介するワーキングメモリは、脳トレを行って前頭前野を使った分だけ機能強化につながります。

脳トレは成績のよしあしでなく、挑戦することが大切

脳トレには、成績のよい悪いは関係ありません。むしろ悪いほうがトレーニングのしがいがあります。苦手なことや、めんどうだと感じることに取り組むことが、脳をきたえるための大きな刺激になるからです。脳に負担をかける、挑戦することが大切なので、苦手なものほど、前向きに取り組みたいものです。

また、連続して同じことを一気におこなう「連続学習」より、何度かに分けておこなう「分散学習」のほうが効果が高いことが知られています。そのため本書では、次のページのようないろいろな脳の力をきたえる問題をランダムに掲載しています。

脳のメモ帳

ワーキングメモリ

ワーキングメモリとは「何かを覚え（メモリ）、処理をする（ワーキング）」こと。たとえば「音読」という言葉を覚えてください。そして目を閉じて、「音読」を逆から言ってみましょう。今、あなたの脳では「音読」を覚え（メモリ）、目を閉じて言う（ワーキング）という複数の課題がおこなわれました。

このような「脳内のメモ帳」を使って作業する機能がワーキングメモリで、ワーキングメモリを使うトレーニングをおこなうと、子どもでも高齢者でも、認知機能テストの成績がよくなることが報告されています。

記憶を引き出す

想起力

頭の中にある記憶や知識を引き出す働きが想起力。この力が衰えると、少し前のことが思い出しにくくなってしまいます。たとえば、「さっき使っていたのに、どこに置いたか思い出せない」「鍋に火をつけたまま忘れてしまった」というような、困ったことが起きてしまいます。

想起力のトレーニングでは、否定的な気持ちにならないことが大切。「年をとったから仕方ない」というような気持ちでテストをおこなうと、成績が落ちることがわかっています。もしも間違えても気落ちせず、前向きに取り組むことが、脳を若返らせます。

イメージを育てる

空間認知力

飛んでくるものを受け止めたり、地図を見て目的地に向かったりするために必要なのが空間認知力です。目で見たものの位置関係を素早く認識して、立体的な3次元の世界としてとらえる能力です。この能力が衰えると、的確な判断ができなくなったり、判断に時間がかかったりしてしまいます。

空間認知力をきたえるには、図形やイラストを立体的に見たり、展開させたりする問題に取り組んで、見えない部分をイメージすることが有効です。

Contents

本文デザイン／茂木慎吾　イラスト／杉原知子　問題作成／株式会社スカイネットコーポレーション、植松まり　DTP／有限会社ZEST
校正／大道寺ちはる　編集協力／株式会社スリーシーズン（奈田和子、鈴木由紀子）　編集担当／梅津愛美（ナツメ出版企画株式会社）

本書の使い方

本書は、音読と問題がセットになっています。音読したあと、各問題に取り組みましょう。

音読ページ

テーマに沿って、2回音読しましょう。

旧かなづかいには、現代かなづかいのふりがなをふっています。また、複数の読み方があるものもあります。

※参考にした文献や原文にないふりがなは、文脈から判断してふっています。また、差別にかかわるような不適切な言葉も時代背景などを考慮し、原文ままとしました。

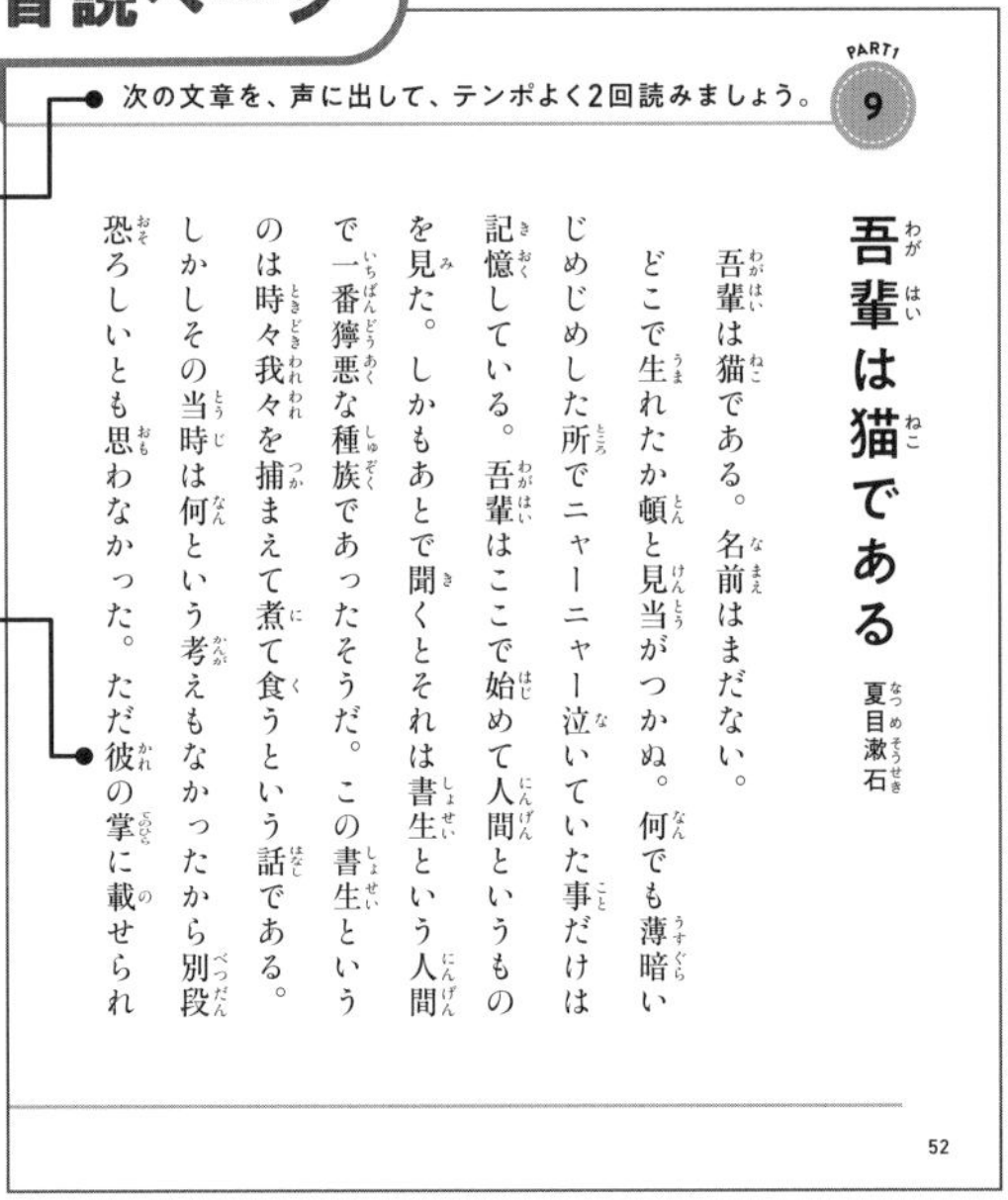

次の文章を、声に出して、テンポよく2回読みましょう。
PART1
9
吾《わが》輩《はい》は猫《ねこ》である
夏目漱石《なつめそうせき》
吾輩《わがはい》は猫《ねこ》である。名前《なまえ》はまだない。
どこで生《うま》れたか頓《とん》と見当《けんとう》がつかぬ。何《なん》でも薄暗《うすぐら》いじめじめした所《ところ》でニャーニャー泣《な》いていた事《こと》だけは記憶《きおく》している。吾輩《わがはい》はここで始《はじ》めて人間《にんげん》というものを見《み》た。しかもあとで聞《き》くとそれは書生《しょせい》という人間《にんげん》で一番獰悪《いちばんどうあく》な種族《しゅぞく》であったそうだ。この書生《しょせい》というのは時々我々《ときどきわれわれ》を捕《つか》まえて煮《に》て食《く》うという話《はなし》である。しかしその当時《とうじ》は何《なん》という考《かんが》えもなかったから別段《べつだん》恐《おそ》ろしいとも思《おも》わなかった。ただ彼《かれ》の掌《てのひら》に載《の》せられ
52

問題ページ

解答が載っているページです。

解き方のヒントが載っている問題もあります。

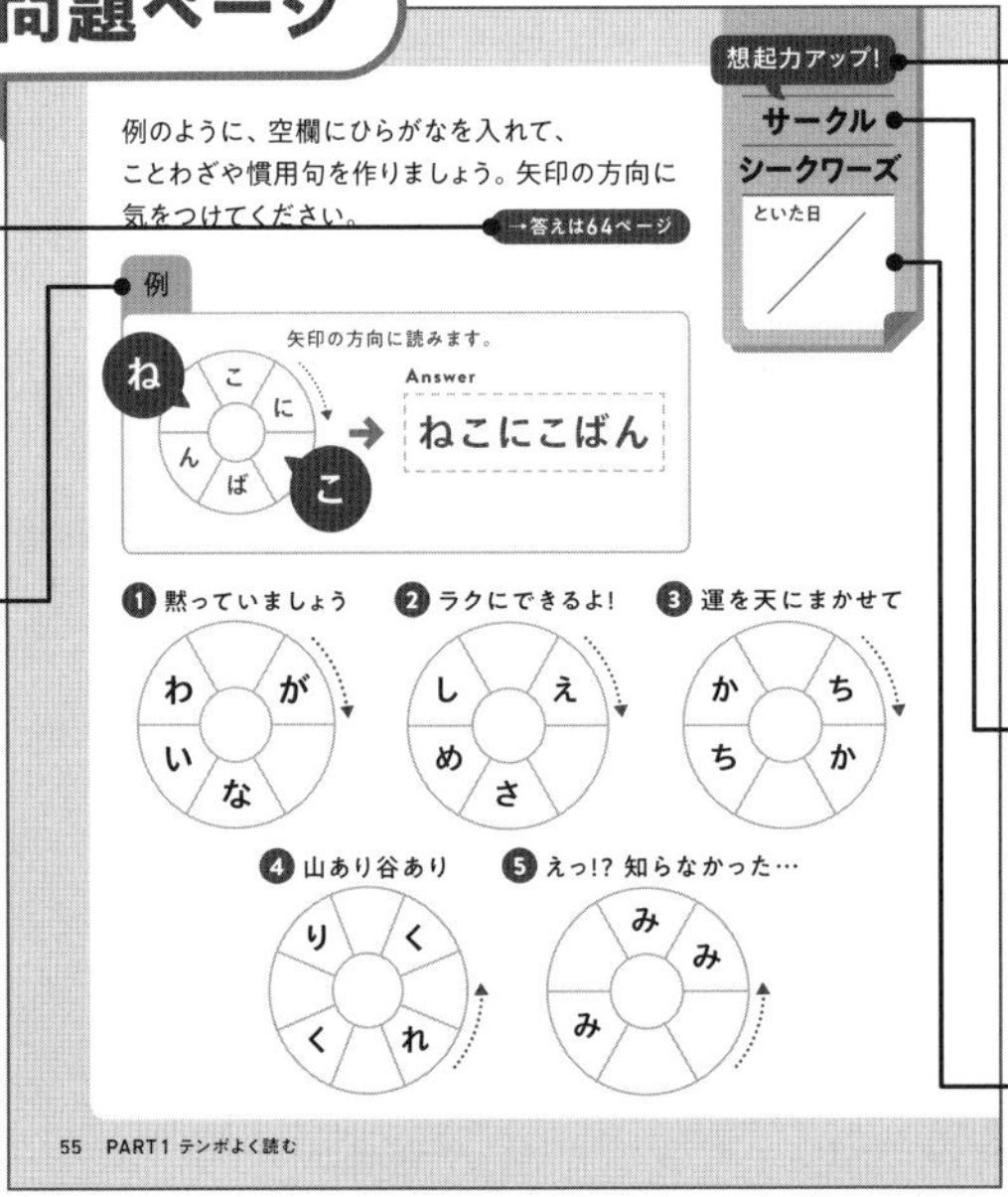

想起力アップ!
サークル
シークワーズ
といた日
例のように、空欄にひらがなを入れて、ことわざや慣用句を作りましょう。矢印の方向に気をつけてください。
→答えは64ページ
例
矢印の方向に読みます。
ね
こ
に
ん
ば
こ
Answer
ねこにこばん
1 黙っていましょう
わ
が
い
な
2 ラクにできるよ!
し
え
め
さ
3 運を天にまかせて
か
ち
ち
か
4 山あり谷あり
り
く
く
れ
5 えっ!? 知らなかった…
み
み
み
55 PART1 テンポよく読む

脳のどこをきたえ、活性されるかがわかります。

どんな問題かがひと目でわかります。

問題に取り組んだ日付を書きます。

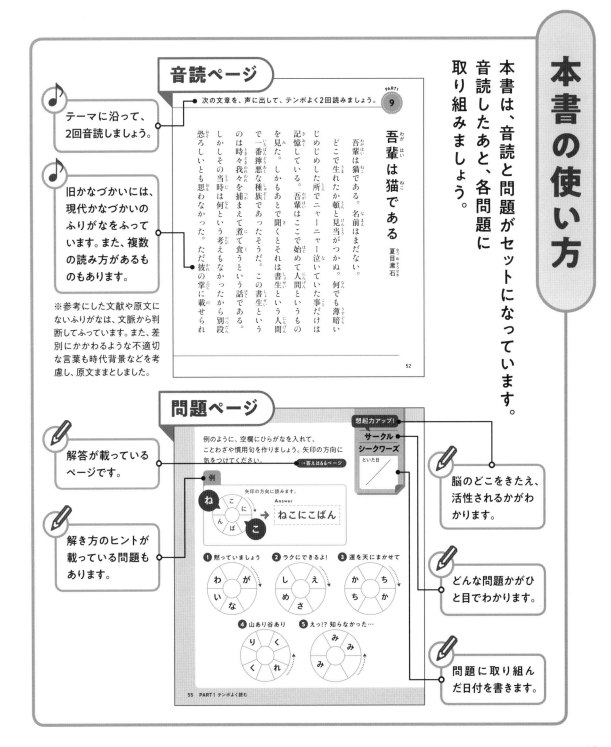

PART1

テンポよく読む

滑舌《かつぜつ》よく、すいすい読めるよう、親しみやすく、
読みやすい文章を用意しました。
姿勢よくしっかり声を出し、2回目はスピードを上げて読みましょう。

次の文章を、声に出して、テンポよく2回読みましょう。

枕《まくらの》草《そう》子《し》

清《せい》少《しょう》納《な》言《ごん》

春《はる》はあけぼの

春《はる》はあけぼの。や《よ》うや《よ》う白《しろ》くなりゆく山ぎは《わ》すこしあかりて、紫《むらさき》だちたる雲《くも》のほそくたなびきたる。

夏《なつ》は夜《よる》。月《つき》のころはさらなり、やみもなほ《お》、蛍《ほたる》の多《おお》く飛《と》びちがひ《い》たる。また、ただ一《ひと》つ二《ふた》つなど、ほのかにうち光《ひか》りて行《い》くもを《お》かし。雨《あめ》など降《ふ》るもを《お》かし。

秋《あき》は夕《ゆう》暮《ぐ》れ。夕《ゆう》日《ひ》のさして山《やま》の端《は》いと近《ちこ》うなりたるに、からすの寝《ね》どころへ行《い》くとて、三《み》つ四《よ》つ、二《ふた》つ三《み》つなど飛《と》び急《いそ》ぐさへあはれなり。まいて雁《かり》などのつらねたるが、いと小《ちい》さく見《み》ゆるはいとを《お》かし。日《ひ》入《い》りはてて、風《かぜ》の音《おと》、虫《むし》の音《ね》など、はたいふ《う》べきにあらず。

冬《ふゆ》はつとめて。雪《ゆき》の降《ふ》りたるはいふ《う》べきにもあらず、霜《しも》のいと白《しろ》きも、またさらでもいと寒《さむ》きに、火《ひ》など急《いそ》ぎおこして、炭《すみ》もて渡《わた》るもいとつきづきし。昼《ひる》になりて、ぬるくゆるびもていけば、火《ひ》桶《おけ》の火《ひ》も白《しろ》き灰《はい》がちになりてわろし。

といた日

文字を並べ替えて言葉を作りましょう。
小さい文字〔促音や拗音〕になる文字もあります。

→答えは64ページ

例 つえんぴ

Answer

え	ん	ぴ	つ

1 おさあが

2 みされだ

3 らよざく

4 じふんさ

5 はくつさ

6 こなまつ

7 ぷつきす

8 よてちう

9 つろとこ

10 つんすれ

11 んはより

12 そりへく

13 こつけろ

14 つりくへ

15 せとんめ

16 うゆしよ

17 みばこご

18 ちくわん

19 いあふる

20 ろくつぶ

次の文章を、声に出して、テンポよく2回読みましょう。

二《に》十《じゅう》四《し》の瞳《ひとみ》

壺《つぼ》井《い》 栄《さかえ》

十年《じゅうねん》をひと昔《むかし》というならば、この物語《ものがたり》の発端《ほったん》は今《いま》からふた昔半《むかしはん》もまえのことになる。世《よ》の中《なか》のできごとはといえば、選挙《せんきょ》の規則《きそく》があらたまって、普通選《ふつうせん》挙法《きょほう》というのが生《う》まれ、二月《にがつ》にその第一回《だいいっかい》の選挙《せんきょ》がおこなわれた、二《に》か月後《げつご》のことになる。昭和三年四《しょうわさんねんし》月四日《がつよっか》、農山漁村《のうさんぎょそん》の名《な》が全部《ぜんぶ》あてはまるような、瀬《せ》戸内海《とないかい》べりの一寒村《いちかんそん》へ、若《わか》い女《おんな》の先生《せんせい》が赴任《ふにん》してきた。

百戸《ひゃっこ》あまりの小《ちい》さなその村《むら》は、入《い》り江《え》の海《うみ》を湖《みずうみ》のような形《かたち》にみせる役《やく》をしている細長《ほそなが》い岬《みさき》の、そのとっぱなにあったので、対岸《たいがん》の町《まち》や村《むら》へゆくには小舟《こぶね》で渡《わた》ったり、うねうねとまがりながらつづく岬《みさき》の山《やま》道《みち》をてくてく歩《ある》いたりせねばならない。交通《こうつう》がすごくふべんなので、小学校《しょうがっこう》の生徒《せいと》は四年《よねん》までが村《むら》の分《ぶん》教場《きょうじょう》にゆき、五年《ごねん》になってはじめて、片道《かたみち》五《ご》キロの本村《ほんそん》の小学校《しょうがっこう》へかようのである。手作《てづく》りのわらぞうりは一日《いちにち》できれた。それがみんなはじまんであった。毎朝《まいあさ》、新《あたら》しいぞうりをおろすのは、うれしかったにちがいない。じぶんのぞうりをじぶんの手《て》で作《つく》るのも、五年生《ごねんせい》になってからの仕事《しごと》である。日曜日《にちようび》に、だれかの家《いえ》へ集《あつ》まってぞうりを作《つく》るのはたのしかった。

ワーキングメモリアップ!

さいころの裏計算

といた日

さいころは表と裏を足すと7になるので、
表が6なら裏は1です。
例のように、さいころの裏の数字で計算しましょう。
メモは取らずに暗算します。

→答えは64ページ

例

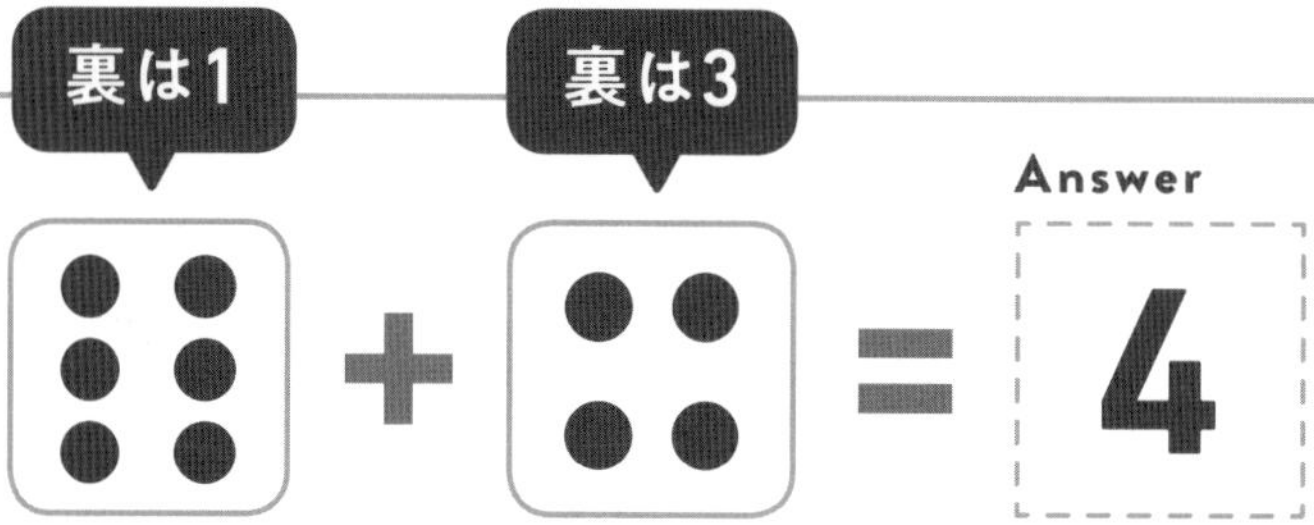

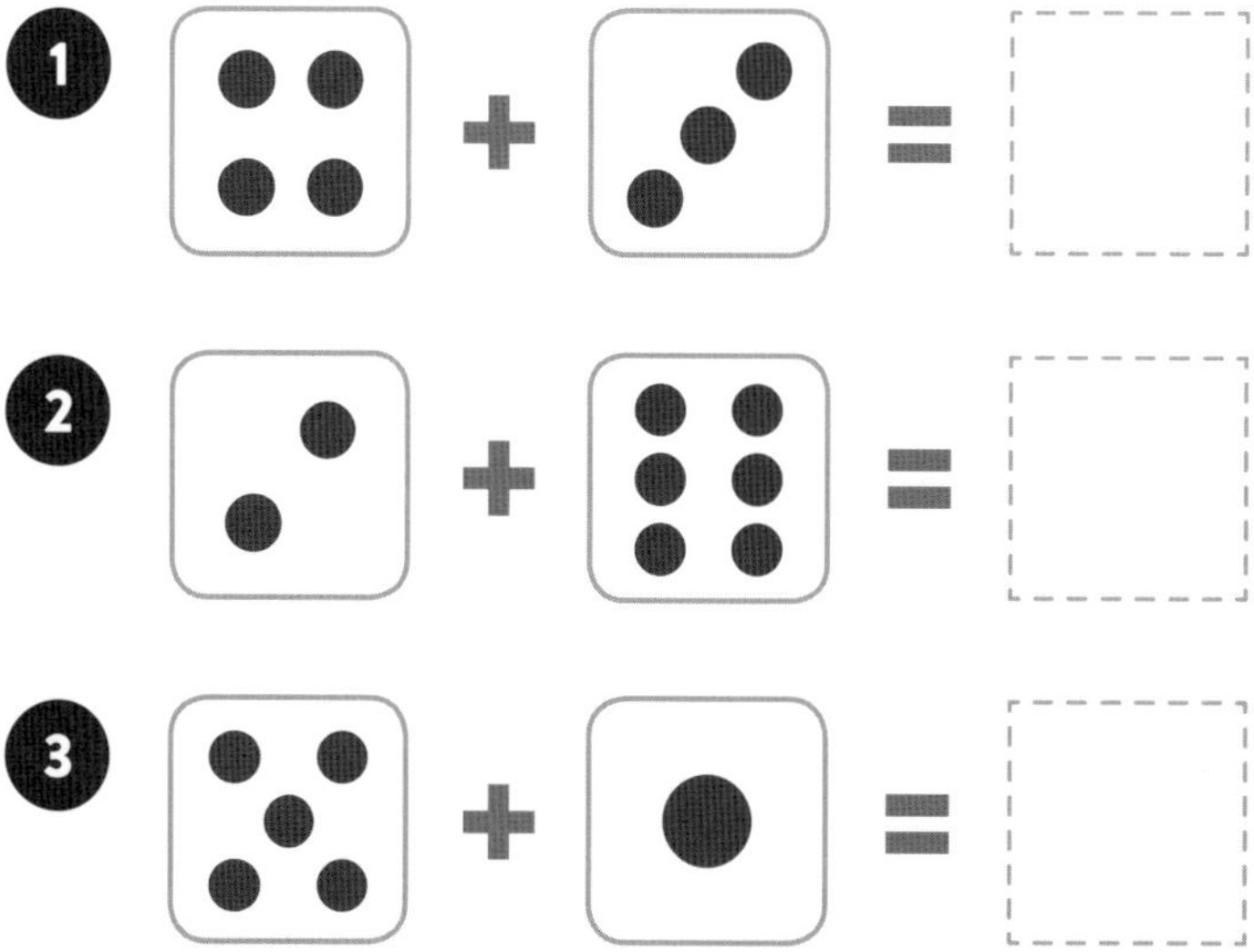

4 

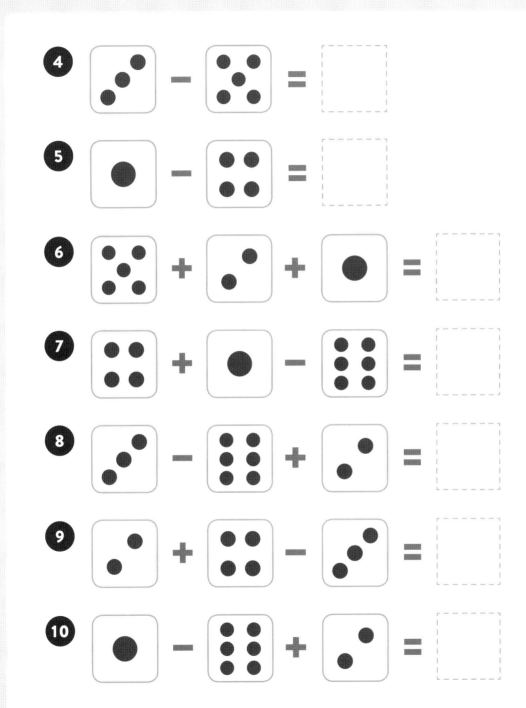

5 

6 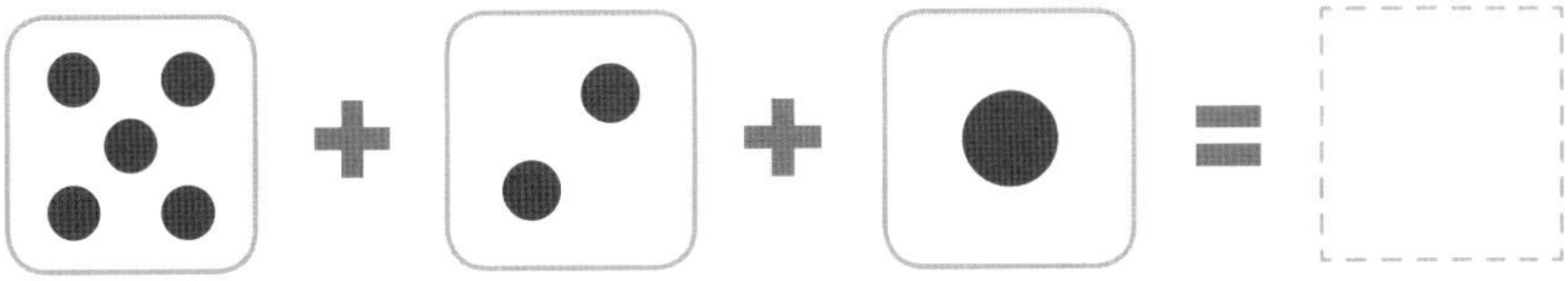

7 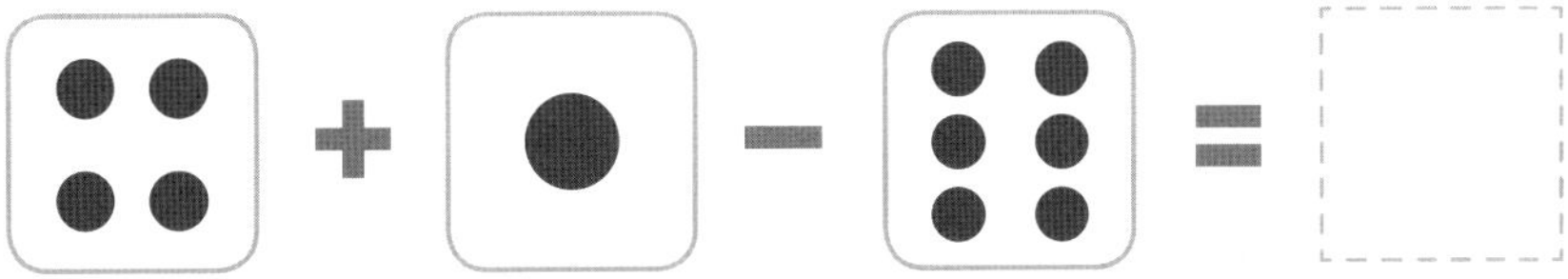

8 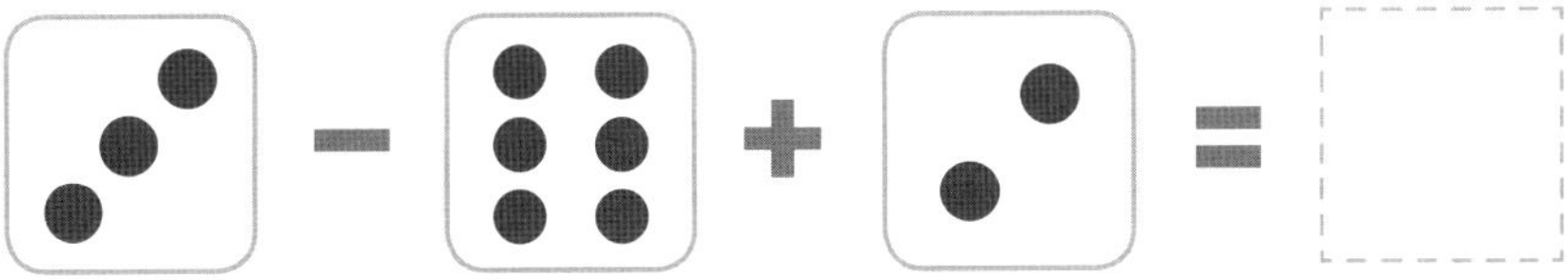

9 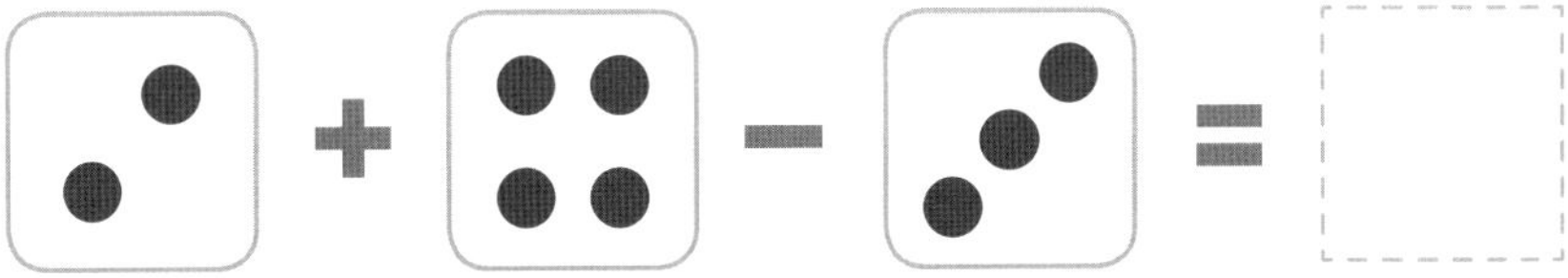

10 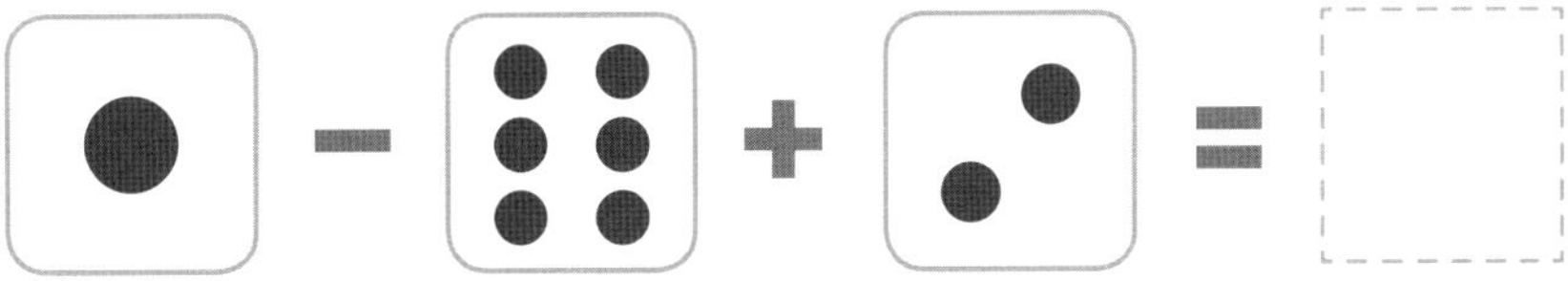

次の文章を、声に出して、テンポよく2回読みましょう。

ことわざ

早《はや》起《お》きは三《さん》文《もん》の徳《とく》

鬼《おに》の居《い》ぬ間《ま》に洗《せん》濯《たく》

笑《わら》う門《かど》には福《ふく》来《き》たる

暑《あつ》さ寒《さむ》さも彼《ひ》岸《がん》まで

勝《か》ってかぶとの緒《お》をしめよ

袖《そで》振《ふ》り合《あ》うも他《た》生《しょう》の縁《えん》

一寸《いっすん》の虫《むし》にも五分《ごぶ》の魂《たましい》

喉元《のどもと》過《す》ぎれば熱《あつ》さを忘《わす》れる

虎穴《こけつ》に入《い》らずんば虎児《こじ》を得《え》ず

二兎《にと》を追《お》う者《もの》は一兎《いっと》をも得《え》ず

無理《むり》が通《とお》れば道理《どうり》が引《ひ》っ込《こ》む

立《た》てば芍薬《しゃくやく》、座《すわ》れば牡丹《ぼたん》、歩《ある》く姿《すがた》は百合《ゆり》の花《はな》リストAの漢字を使って、四字熟語を8つ作りましょう。
1文字だけ使わない漢字が入っています。

→答えは64ページ

リストA

一	順	雨	方	正	中	読	備	三	日	夢
色	道	耕	武	歩	品	兼	二	我	風	鳥
満	両	帆	月	石	晴	文	進	行	無	才

1 一つのことで別の得も

2 すべてがうまくいっています

3 天気にあわせて

4 かしこく強く

5 技術のこれは早い!

6 とてもまじめ

7 集中してます

8 キラキラしてる!?

リストBの漢字を使って、四字熟語を8つ作りましょう。
1文字だけ使わない漢字が入っています。

→答えは64ページ

リストB

危	温	乱	正	大	明	光	媚	三	花	機
明	立	山	独	歩	名	分	風	故	四	一
知	新	髪	大	独	百	寒	公	繚	義	温

1. あぶないところでした
2. ひとりでがんばる!
3. 正当な理由があります
4. 隠しごとなし!
5. きれいな景色
6. 咲き乱れています
7. 古きを知って…
8. もうすぐ春

次の文章を、声に出して、テンポよく2回読みましょう。

細《ささめ》雪《ゆき》

谷崎潤一郎《たにざきじゅんいちろう》

さて、いよいよその季《き》節《せつ》が来《き》て、何日頃《なんにちごろ》が見《み》頃《ごろ》であると云《い》う便《たよ》りがあっても、貞《てい》之《の》助《すけ》と悦《えつ》子《こ》のために土《ど》曜《よう》日曜《にちよう》を選《えら》ばなければならないので、花《はな》の盛《さか》りに巧《うま》く行《い》き合《あ》わせるかどうかと、雨風《あめかぜ》につけて彼女《かのじょ》たちは昔《むかし》の人《ひと》がしたような「月並《つきなみ》な」心配《しんぱい》をした。花《はな》は蘆《ろ》屋《や》の家《いえ》の附近《ふきん》にもあるし、阪急電車《はんきゅうでんしゃ》の窓《まど》からでも幾《いく》らも眺《なが》められるので、京都《きょうと》に限《かぎ》ったことはないのだけれども、鯛《たい》でも明石鯛《あかしだい》でなければ旨《うま》がらない幸子《さちこ》は、花《はな》も京都《きょうと》の花《はな》でなければ見《み》たような気《き》がしないのであった。去《きょ》年《ねん》の春《はる》は貞《てい》之《の》助《すけ》がそれに反対《はんたい》を唱《とな》え、たまには場所《ばしょ》を変《か》えようと云《い》い出《だ》して、錦帯橋《きんたいきょう》まで出《で》かけて行《い》ったが、帰《かえ》って来《き》てから、幸子《さちこ》は何《なに》か忘《わす》れ物《もの》をしたようで、今年《ことし》ばかりは春《はる》らしい春《はる》に遇《あ》わないで過《す》ぎてしまうような心地《ここち》がし、又貞之助《またていのすけ》を促《うなが》して京都《きょうと》に出《で》かけて、漸《ようや》く御室《おむろ》の厚咲《あつざ》きの花《はな》に間《ま》に合《あ》ったような訳《わけ》であった。で、常例《じょうれい》としては、土曜日《どようび》の午後《ごご》から出《で》かけて、南禅寺《なんぜんじ》の瓢亭《ひょうてい》で早《はや》めに夜食《やしょく》をしたため、これも毎年《まいとし》欠《か》かしたことのない都踊《みやこおどり》を見物《けんぶつ》してから帰《かえ》りに祇園《ぎおん》の夜桜《よざくら》を見《み》、その晩《ばん》は麩屋町《ふやちょう》の旅館《りょかん》に泊《とま》って、明《あ》くる日《ひ》嵯峨《さが》から嵐山《あらしやま》へ行《い》き、中《なか》の島《しま》の掛茶屋《かけぢゃや》あたりで持《も》って来《き》た弁当《べんとう》の折《おり》を開《ひら》き、午後《ごご》には市中《しちゅう》に戻《もど》って来《き》て、平安神宮《へいあんじんぐう》の神苑《しんえん》の花《はな》を見《み》る。

といた日

折り紙を4つ折りにして一部を切りました。
広げると、どの図になるでしょうか。
アルファベットで答えましょう。

→答えは64ページ

例

折り紙を4つに折りたたんだとき、折り紙の中心は右下にきています。

Answer

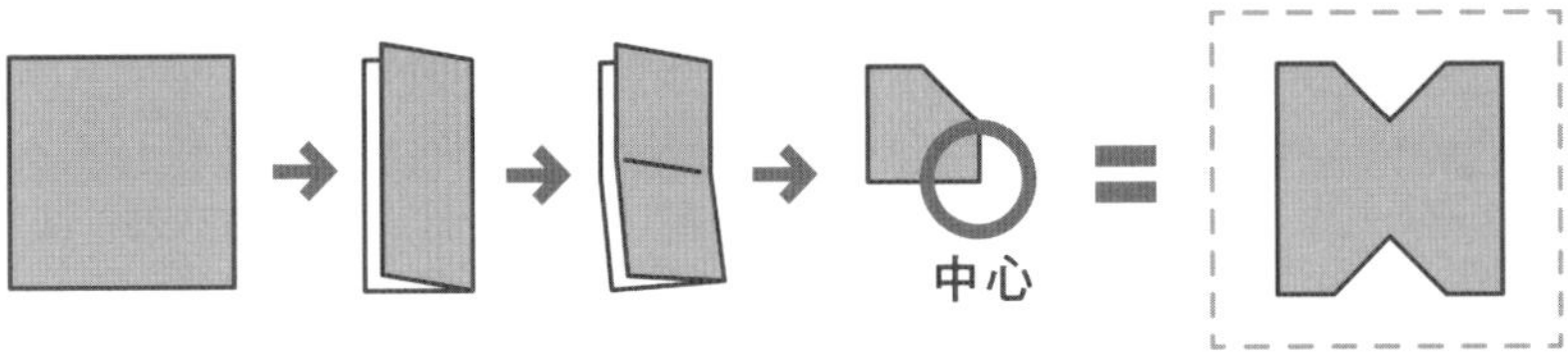

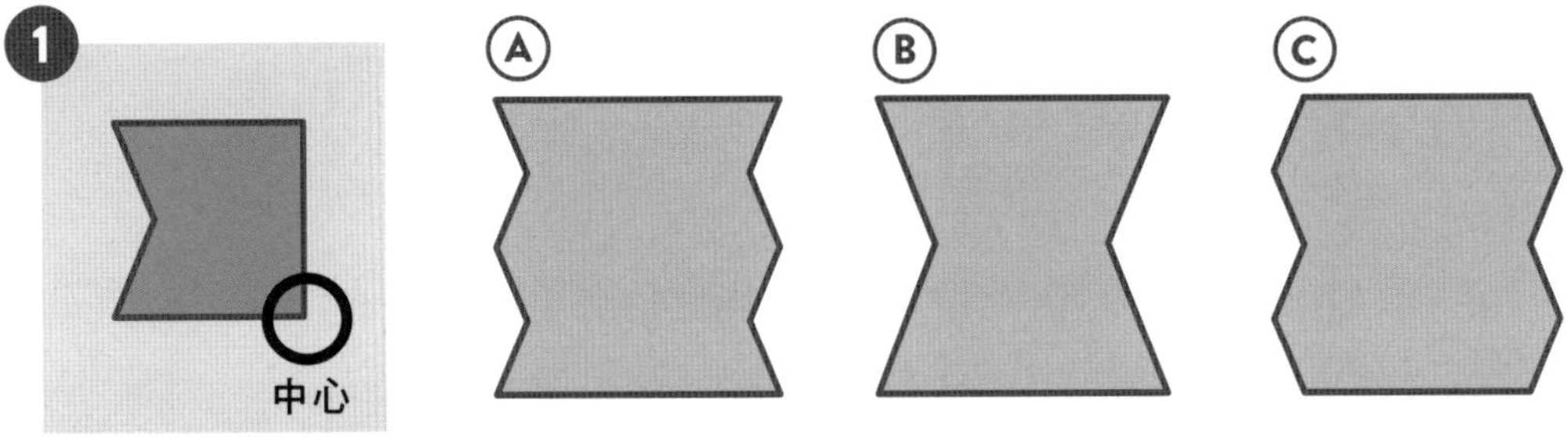

Answer

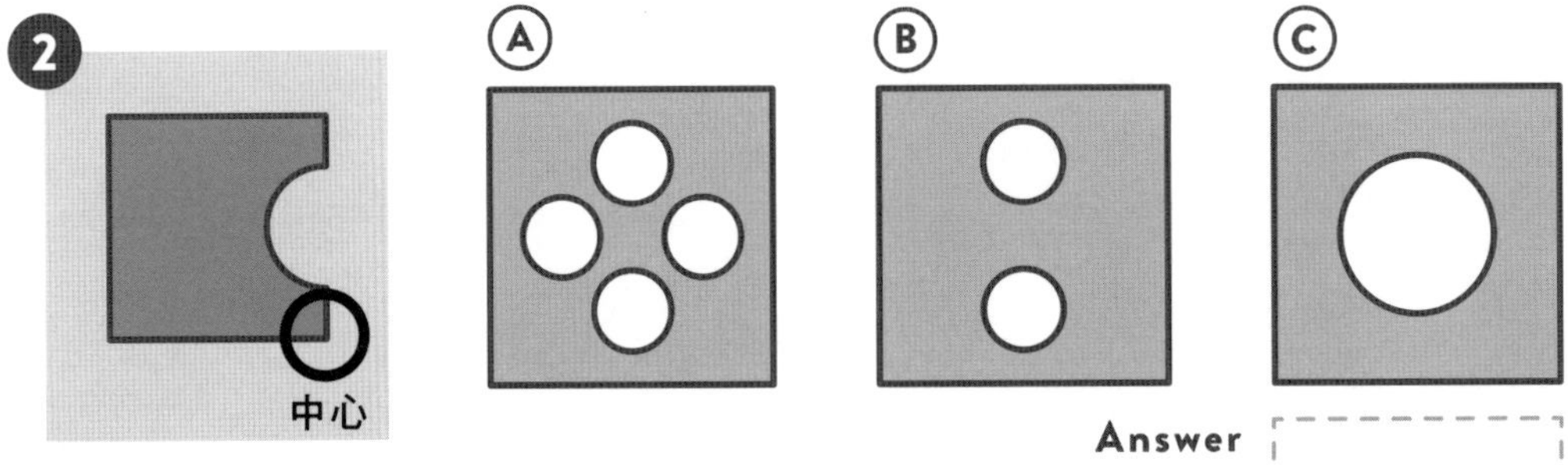

Answer

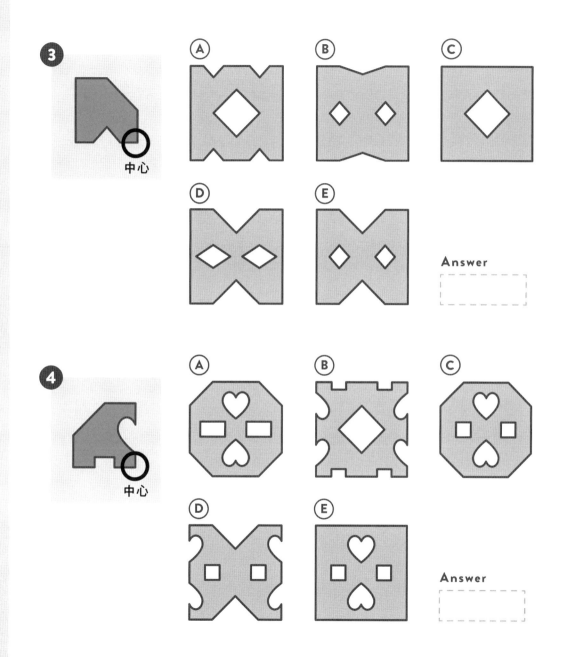

3

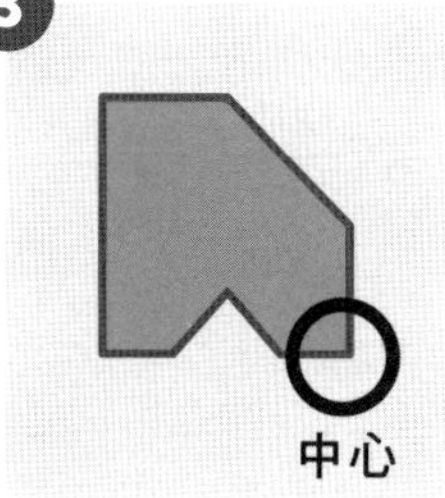

Ⓐ

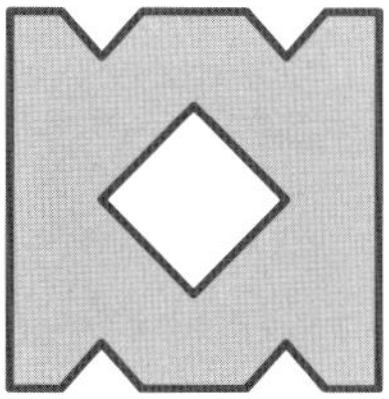

Ⓑ

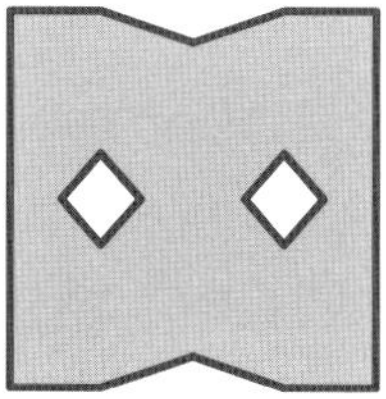

Ⓒ

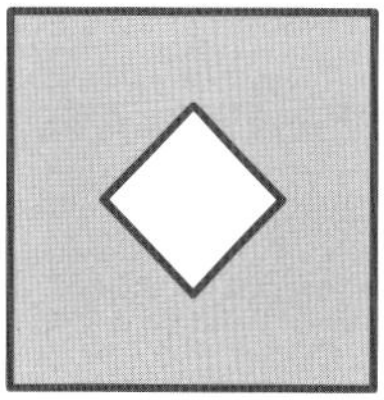

Ⓓ

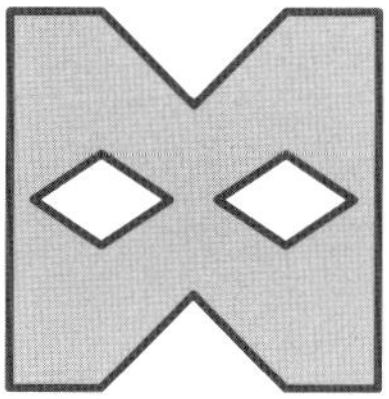

Ⓔ

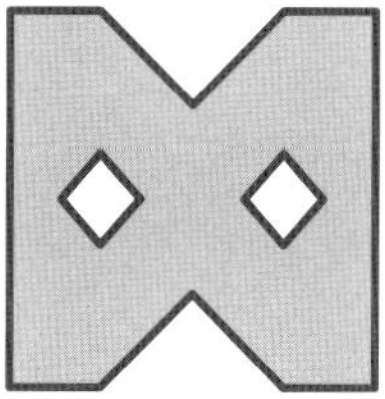

Answer

4

Ⓐ

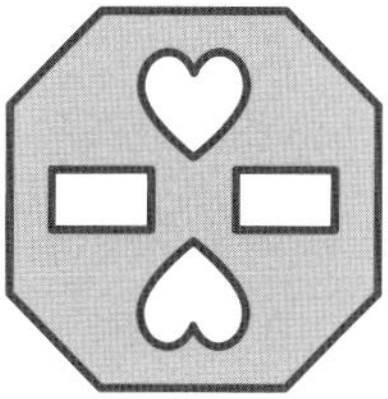

Ⓑ

Ⓒ

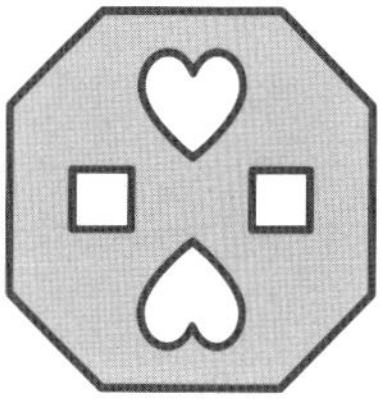

Ⓓ

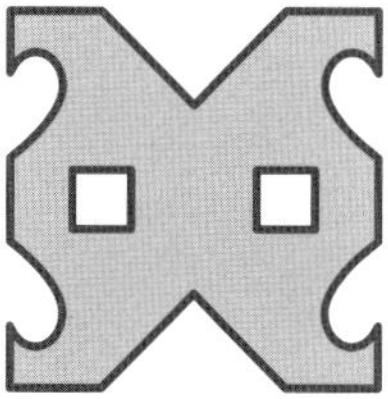

Ⓔ

Answer

次の文章を、声に出して、テンポよく2回読みましょう。

小《お》倉《ぐら》百《ひゃく》人《にん》一《いっ》首《しゅ》

秋《あき》の田《た》の　かりほの庵《いお》の　苫《とま》をあらみ
わが衣《ころも》手《で》は　露《つゆ》にぬれつつ　（天智天皇《てんじてんのう》）

田子《たご》の浦《うら》に　うち出《い》でてみれば　白砂《しろたえ》の
富士《ふじ》のたかねに　雪《ゆき》は降《ふ》りつつ　（山部赤人《やまべのあかひと》）

立《た》ち別《わか》れ　いなばの山《やま》の　峰《みね》に生《お》ふ《う》る
まつとし聞《き》かば　今帰《いまかえ》り来《こ》む　（中納言行平《ちゅうなごんゆきひら》）

ちはやぶる　神代《かみよ》もきかず　竜田川《たつたがわ》
からくれなゐ《い》に　水《みず》くくるとは　（在原業平朝臣《ありわらのなりひらあそん》）

誰《たれ》をかも　知《し》る人《ひと》にせむ《ん》　高《たか》砂《さご》の
松《まつ》も昔《むかし》の　友《とも》ならなくに　（藤原興風《ふじわらのおきかぜ》）

大《おお》江《え》山《やま》　いく野《の》の道《みち》の　遠《とお》ければ
まだふみも見《み》ず　天《あま》の橋《はし》立《だて》　（小式部内侍《こしきぶのないし》）

瀬《せ》を早《はや》み　岩《いわ》にせかるる　滝《たき》川《がわ》の
われても末《すえ》に　逢《あ》わむ《ん》とぞ思《おも》ふ《う》　（崇徳院《すとくいん》）

世《よ》のなかは　つねにもがもな　渚《なぎさ》漕《こ》ぐ
あまの小《お》舟《ぶね》の　綱《つな》手《で》かなしも
（鎌倉右大臣《かまくらうだいじん》・源《みなもとの》実朝《さねとも》）

といた日　／

□にあてはまる漢字を入れて、百人一首を完成させましょう。

→答えは64ページ

1

□《あき》の田《た》の　かりほの庵《いお》の　苫《とま》をあらみ
わが□《ころも》手《で》は　露《つゆ》にぬれつつ
（天智《てんじ》天皇《てんのう》）

2

田子《たご》の□《うら》に　うち出《い》でてみれば　白砂《しろたえ》の
富士《ふじ》のたかねに　□《ゆき》は□《ふ》りつつ
（山部赤人《やまべのあかひと》）

3

□《た》ち□《わか》れ　いなばの山《やま》の　峰《みね》に生《お》ふる
まつとし聞《き》かば　今《いま》□《かえ》り来《こ》む
（中納言《ちゅうなごん》行平《ゆきひら》）

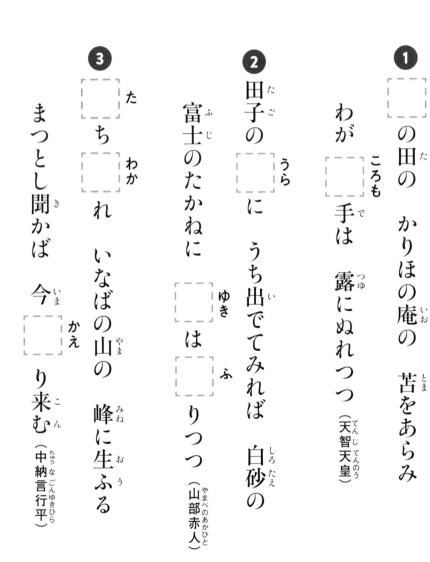

4

□《おお》□《え》□《やま》　いく野《の》の道《みち》の　遠《とお》ければ
まだふみも見《み》ず　天《あま》の□《はし》□《だて》
（小式部内侍《こしきぶのないし》）

5

□《よ》のなかは　つねにもがもな　□《なぎさ》漕《こ》ぐ
あまの小舟《おぶね》の　□《つな》□《で》かなしも
（鎌倉右大臣《かまくらうだいじん》・源《みなもとの》　実朝《さねとも》）

6

住《すみ》の江《え》の　□《きし》に□《よ》る波《なみ》　よるさへ《え》や
□《ゆめ》のかよひ路《いじ》　人目《ひとめ》よくらむ《ん》
（藤原敏行朝臣《ふじわらのとしゆきあそん》）

7

月見《つきみ》れば　ちぢに物《もの》こそ　□《かな》しけれ
わが□《み》ひとつの　□《あき》にはあらねど
（大江千里《おおえのちさと》）

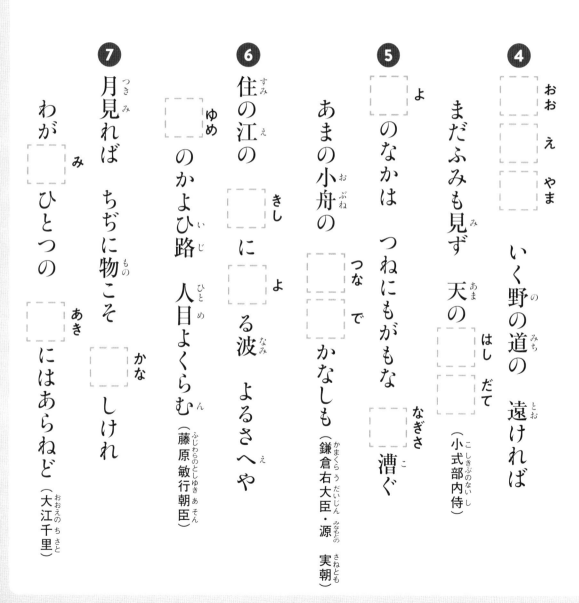

PART1 6

次の文章を、声に出して、テンポよく2回読みましょう。

人《にん》間《げん》失《しっ》格《かく》

太宰《だざい》 治《おさむ》

恥《はじ》の多《おお》い生涯《しょうがい》を送《おく》って来《き》ました。

自分《じぶん》には、人間《にんげん》の生活《せいかつ》というものが、見当《けんとう》つかないのです。自分《じぶん》は東北《とうほく》の田舎《いなか》に生《うま》れましたので、汽車《きしゃ》をはじめて見《み》たのは、よほど大《おお》きくなってからでした。

自分《じぶん》は*停車場《ていしゃじょう》のブリッジを、上《のぼ》って、降《お》りて、そうしてそれが線路《せんろ》をまたぎ越《こ》えるために造《つく》られたものだという事《こと》には全然《ぜんぜん》気《き》づかず、ただそれは停車場《ていしゃじょう》の構内《こうない》を外国《がいこく》の遊戯場《ゆうぎじょう》みたいに、複雑《ふくざつ》に楽《たの》しく、ハイカラにするためにのみ、設備《せつび》せられてあるものだとばかり思《おも》っていました。しかも、かなり永《なが》い間《あいだ》そう思《おも》っていたの

*「ていしゃば」とも読みます

です。ブリッジの上《のぼ》ったり降《お》りたりは、自分《じぶん》にはむしろ、ずいぶん垢抜《あかぬ》けのした遊戯《ゆうぎ》で、それは鉄道《てつどう》のサーヴィスの中《なか》でも、最《もっと》も気《き》のきいたサーヴィスの一《ひと》つだと思《おも》っていたのですが、のちにそれはただ旅客《りょかく》が線路《せんろ》をまたぎ越《こ》えるための頗《すこぶ》る実利的《じつりてき》な階段《かいだん》に過《す》ぎないのを発見《はっけん》して、にわかに興《きょう》が覚《さ》めました。

また、自分《じぶん》は子供《こども》の頃《ころ》、絵本《えほん》で地下鉄道《ちかてつどう》というものを見《み》て、これもやはり、実利的《じつりてき》な必要《ひつよう》から案出《あんしゅつ》せられたものではなく、地上《ちじょう》の車《くるま》に乗《の》るよりは、地下《ちか》の車《くるま》に乗《の》ったほうが風《ふう》がわりで面白《おもしろ》い遊《あそ》びだから、とばかり思《おも》っていました。

ピラミッド計算

といた日

同じ段の隣り合った数字を足すと、
ひとつ上(下)の段の数字になります。例にならって
暗算で足し算をし、答えを書きましょう。
メモをとらずに答えましょう。

→答えは64ページ

例

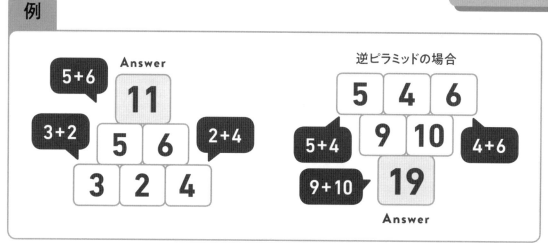

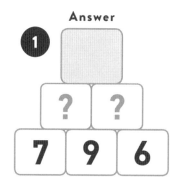

1

2

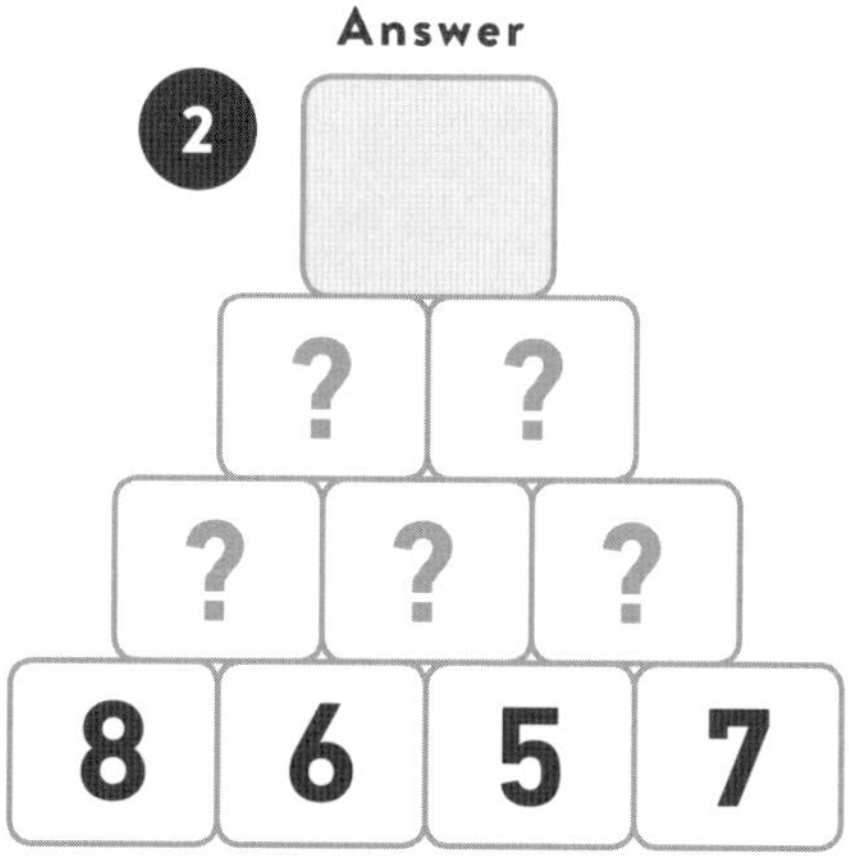

Answer

3

[ ]

? ?

? ? ?

6 12 3 8

4

9 5 8

? ?

[ ]

Answer

Answer

5

[ ]

? ?

23 17 9

6

14 7 9 18

? ? ?

? ?

[ ]

Answer

Answer

7

[ ]

? ?

? ? ?

23 14 18 25

次の文章を、声に出して、テンポよく2回読みましょう。

漁夫《りょうし》の子《こ》の唄《うた》

金子《かねこ》みすゞ《ず》

私《わたし》は海《うみ》に出《で》るだろう。
いつか大《おお》きくなった日《ひ》に、
そしてこんなに凪《なぎ》の日《ひ》に、
浜《はま》の小石《こいし》におくられて、
ひとりぼっちで、勇《いさ》ましく。

私《わたし》は島《しま》に着《つ》くだろう。
ひどい暴風《あらし》に流《なが》されて、
七《なぬ》日《か》七《なな》夜《や》の、夜《よ》あけがた、
いつも私《わたし》のおもってる、
あの、あの、島《しま》のあの岸《きし》へ。

私《わたし》は手紙《てがみ》を書《か》くだろう。
ひとりで建《た》てた小屋《こや》のなか、

ひとりで採《と》った赤《あか》い実《み》を、
ひとり楽《たの》しく食《た》べながら、
とおい＊日本《にほん》のみなさま、と。
（そうだ、手紙《てがみ》を持《も》ってゆく、
お鳩《はと》ものせて行《い》かなけりゃ。）

そして私《わたし》は待《ま》つだろう。
いつも、いじめてばかりいた、
町《まち》の子《こ》たちがみんなして、
私《わたし》とあそびにやってくる、
あかいお船《ふね》の見《み》えるのを。

そうだ、私《わたし》は待《ま》つだろう。
丁度《ちょうど》こんなふうにねころんで、
青《あお》いお空《そら》と海《うみ》を見《み》て。

＊「にっぽん」とも読みます

想起力アップ!

12星座
シークワーズ

といた日

隠れている「12星座」を10個見つけてください。文字を読む方向は、上から下、下から上、左から右、右から左の4方向で、一直線上に並んでいます。

→答えは64ページ

カ	マ	ザ	ザ	テ	イ	ピ	ザ	シ	ギ
テ	フ	ネ	ワ	ザ	ヒ	ナ	タ	シ	ン
ン	タ	オ	ヒ	ツ	ジ	ザ	ギ	ザ	ザ
ビ	リ	ア	カ	ザ	ブ	ミ	ョ	ソ	テ
ン	ザ	ゲ	ド	リ	ラ	ズ	ウ	リ	ン
ザ	ミ	モ	ザ	ソ	ウ	ガ	ザ	ニ	カ
コ	ザ	ギ	ネ	サ	ザ	モ	ナ	リ	ザ
ト	ゴ	ミ	ズ	ガ	メ	ザ	ト	ャ	ザ
ワ	タ	シ	ジ	ザ	メ	ト	オ	マ	ギ
ザ	フ	ョ	ニ	ン	ゲ	ン	ワ	ザ	ヤ

想起力アップ!

国名シークワーズ

といた日 /

隠れている「国名」を10個見つけてください。文字を読む方向は、上から下、下から上、左から右、右から左の4方向で、一直線上に並んでいます。

→答えは64ページ

ビ	ニ	カ	ン	ア	ム	ス	テ	ル	ン
ロ	ホ	ー	フ	ィ	リ	ピ	ン	ジ	シ
イ	ン	ブ	コ	ン	バ	リ	ペ	ラ	ル
ア	ワ	カ	リ	メ	ア	デ	キ	ブ	ヘ
リ	シ	ペ	ダ	ブ	ド	ー	ジ	ィ	フ
ラ	ン	バ	ナ	ン	ポ	ユ	ド	ン	ロ
ト	ト	レ	カ	セ	ル	ニ	ー	ニ	マ
ス	ト	ツ	ク	ク	ト	エ	ジ	プ	ト
ー	ア	シ	ロ	ル	ガ	ヤ	ジ	ラ	リ
オ	ク	ワ	レ	サ	ル	エ	ウ	イ	ー

次の文章を、声に出して、テンポよく2回読みましょう。

方《ほう》丈《じょう》記《き》

鴨長明《かものちょうめい》

ゆく河《かわ》のながれは絶《た》えずして、しかも、もとの水《みず》にあらず。よどみに浮《う》かぶうたかたは、かつ消《き》え、かつむすびて、久《ひさ》しくとどまりたるためしなし。世《よ》の中《なか》にある人《ひと》と栖《すみか》と、またかくのごとし。

たましきの都《みやこ》のうちに、棟《むね》を並《なら》べ、甍《いらか》を争《あらそ》へ《え》る、高《たか》き、いやしき人《ひと》の住《す》まひ《い》は、世《よ》々《よ》を経《へ》て、尽《つ》きせぬ物《もの》なれど、是《これ》をまことかと尋《たず》ぬれば、昔《むかし》ありし家《いえ》はまれなり。或《あるい》は去《こ》年《ぞ》やけて、今年《ことし》つくれり。或《あるい》は大《おお》家《いえ》ほろびて、小《こ》家《いえ》となる。すむ人《ひと》も是《これ》に同《おな》じ。所《ところ》も変《かわ》らず、人《ひと》も多《おお》かれど、いにしへ《え》見《み》し人《ひと》は、二三《にさん》十人《じゅうにん》が中《なか》に、わづ《ず》かにひとりふたりなり。朝《あした》に死《し》に、夕《ゆうべ》に生《う》まるるならひ《い》、水《みず》の泡《あわ》にぞ似《に》たりける。

知《し》らず、生《うま》れ死《し》ぬる人《ひと》、いづ《ず》かたより来《き》たりて、いづ《ず》かたへか去《さ》る。また知《し》らず、仮《かり》の宿《やど》り、誰《た》がためにか心《こころ》を悩《なや》まし、何《なに》によりてか目《め》をよろこばしむる。その主《あるじ》と栖《すみか》と、無常《むじょう》を争《あらそ》ふ《う》さま、いは《わ》ば朝顔《あさがお》の露《つゆ》にことならず。或《あるい》は露《つゆ》落《お》ちて、花残《はなのこ》れり。残《のこ》るといへ《え》ども、朝日《あさひ》に枯《か》れぬ。或《あるい》は花《はな》しぼみて、露《つゆ》なほ《お》消《き》えず。消《き》えずといへ《え》ども、夕《ゆうべ》を待《ま》つ事《こと》なし。

絵カードを裏返す

といた日 ／

表と裏にそれぞれ絵が描かれたカードを
【見本】のように重ねて置きました。
これを裏返してみたとき、
A～Dのどれになるでしょうか。

→答えは64ページ

例

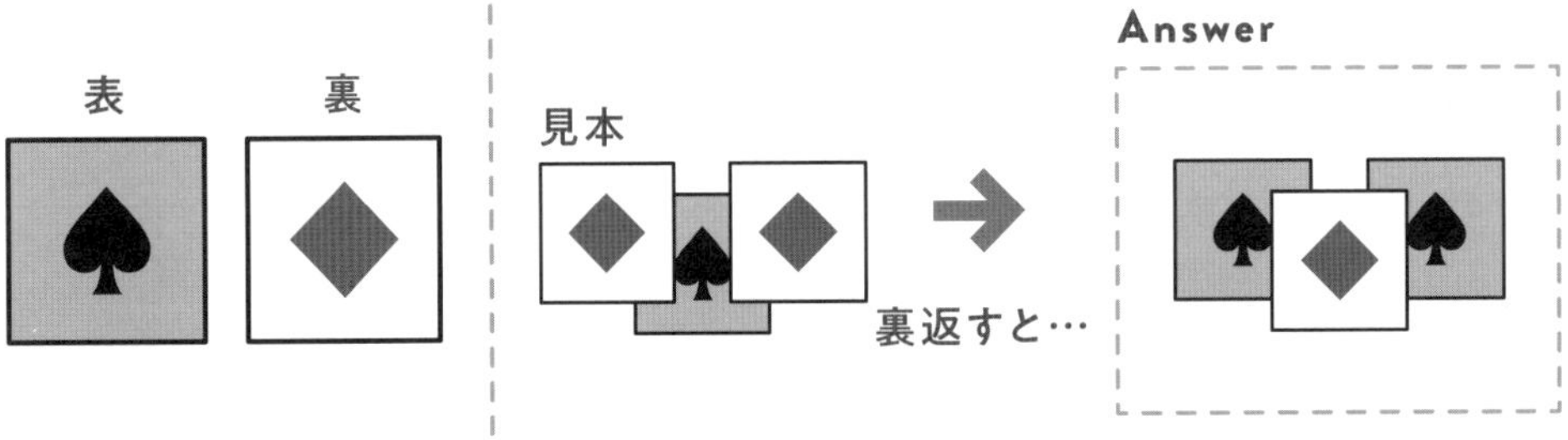

1

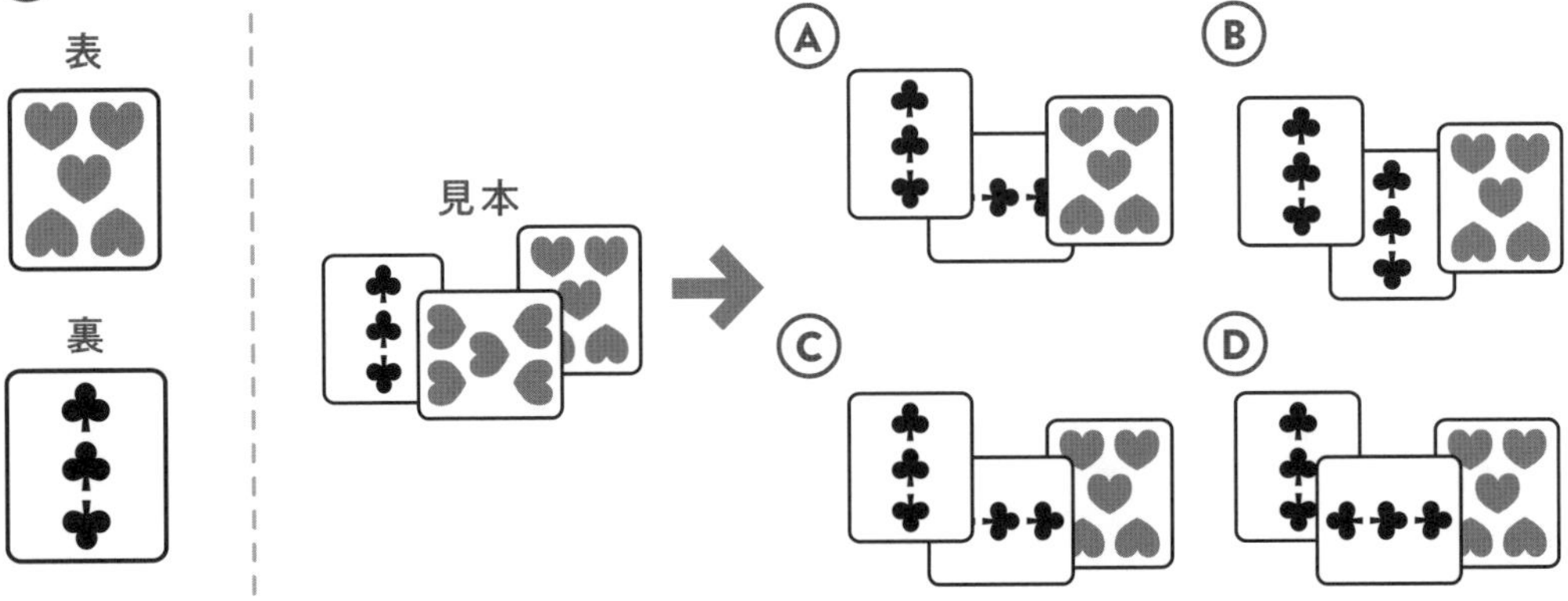

2

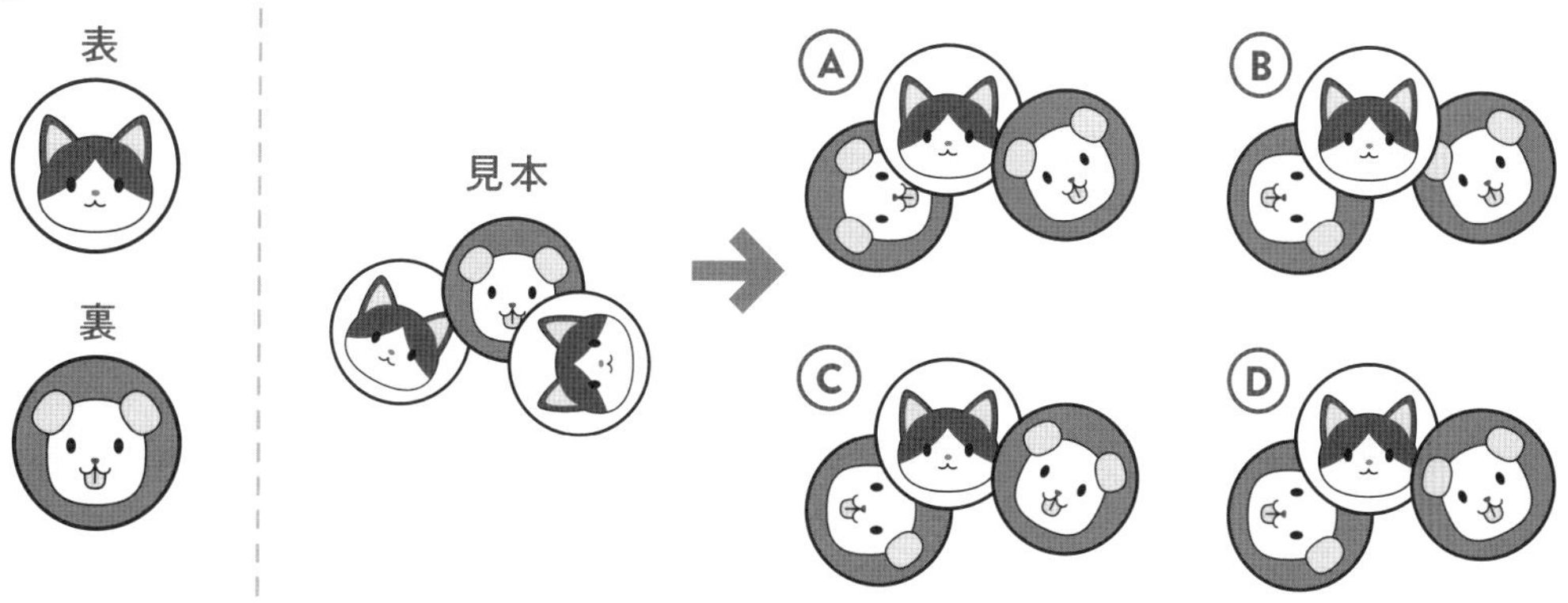

3

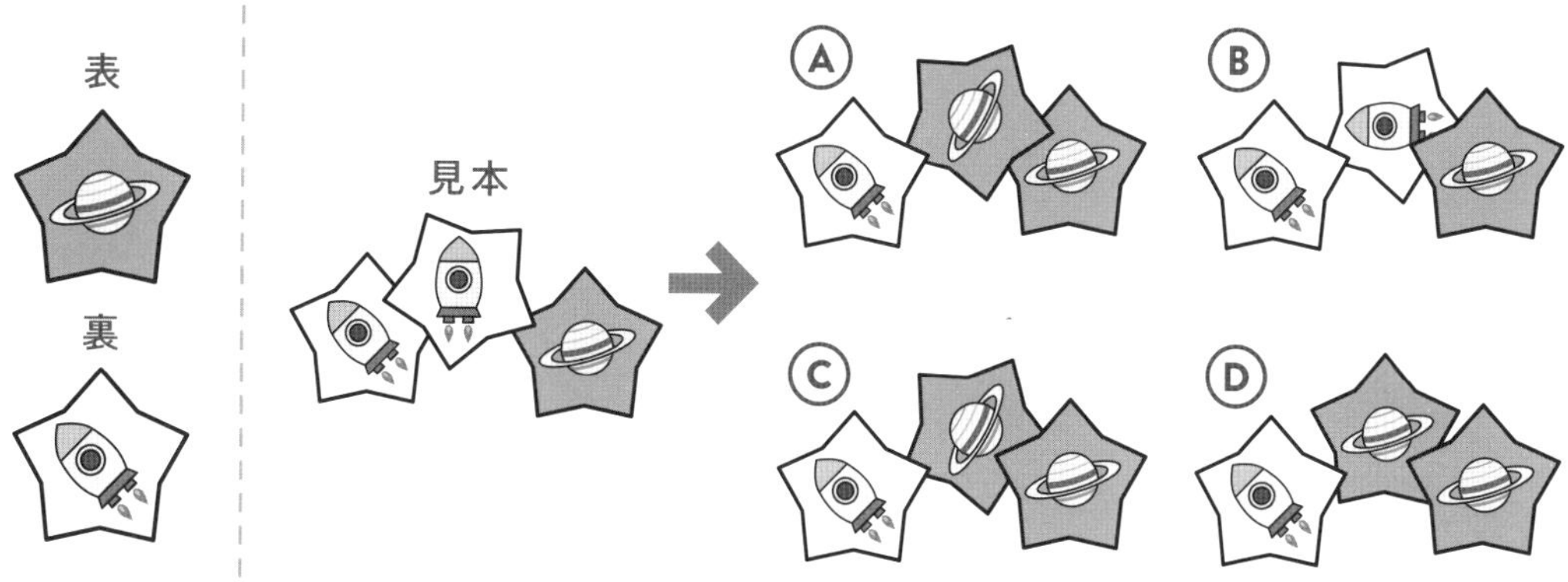

4

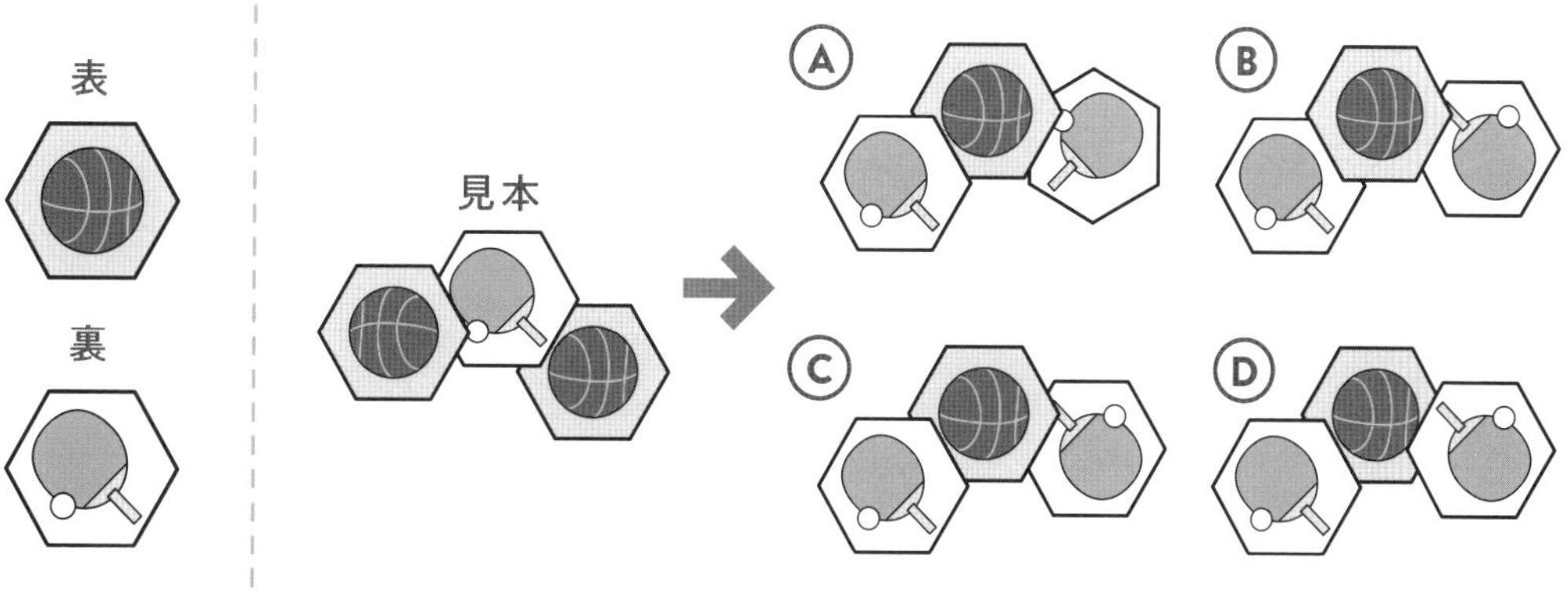

吾《わが》輩《はい》は猫《ねこ》である

夏目《なつめ》漱石《そうせき》

吾輩《わがはい》は猫《ねこ》である。名前《なまえ》はまだない。どこで生《うま》れたか頓《とん》と見当《けんとう》がつかぬ。何《なん》でも薄暗《うすぐら》いじめじめした所《ところ》でニャーニャー泣《な》いていた事《こと》だけは記憶《きおく》している。吾輩《わがはい》はここで始《はじ》めて人間《にんげん》というものを見《み》た。しかもあとで聞《き》くとそれは書生《しょせい》という人間《にんげん》で一番獰悪《いちばんどうあく》な種族《しゅぞく》であったそうだ。この書生《しょせい》というのは時々我々《ときどきわれわれ》を捕《つか》まえて煮《に》て食《く》うという話《はなし》である。しかしその当時《とうじ》は何《なん》という考《かんが》えもなかったから別段《べつだん》恐《おそ》ろしいとも思《おも》わなかった。ただ彼《かれ》の掌《てのひら》に載《の》せられてスーと持《も》ち上《あ》げられた時《とき》何《なん》だかフワフワした感《かん》じがあったばかりである。掌《てのひら》の上《うえ》で少《すこ》し落《お》ちついて書《しょ》生《せい》の顔《かお》を見《み》たのがいわゆる人間《にんげん》というものの見始《みはじ》めであろう。この時《とき》妙《みょう》なものだと思《おも》った感《かん》じが今《いま》でも残《のこ》っている。第一《だいいち》毛《け》を以《もっ》て装飾《そうしょく》されべきはずの顔《かお》がつるつるしてまるで薬缶《やかん》だ。その後《ご》猫《ねこ》にもだいぶ逢《あ》ったがこんな片輪《かたわ》には一度《いちど》も出会《でく》わした事《こと》がない。のみならず顔《かお》の真中《まんなか》があまりに突起《とっき》している。そうしてその穴《あな》の中《なか》から時々《ときどき》ぷうぷうと烟《けむり》を吹《ふ》く。どうも咽《む》せぽくて実《じつ》に弱《よわ》った。これが人間《にんげん》の飲《の》む烟草《たばこ》というものである事《こと》は漸《ようや》くこの頃《ごろ》知《し》った。

といた日 /

入っている言葉をヒントに、マス目を埋めましょう。
同じ番号のマスには、同じひらがなが入ります。

→答えは64ページ

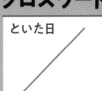

お	4		ど	3	と	く
ろ	じ	3	1		5	ぎ
し		2	5	あ	2	4
2	に		ふ	4		め
て	の	ひ	1		け	
	3		わ	が	は	5
ぼ	で	ぃ	ー	1	5	ん

想起力アップ!

サークルシークワーズ

といた日

例のように、空欄にひらがなを入れて、ことわざや慣用句を作りましょう。矢印の方向に気をつけてください。

→答えは64ページ

例

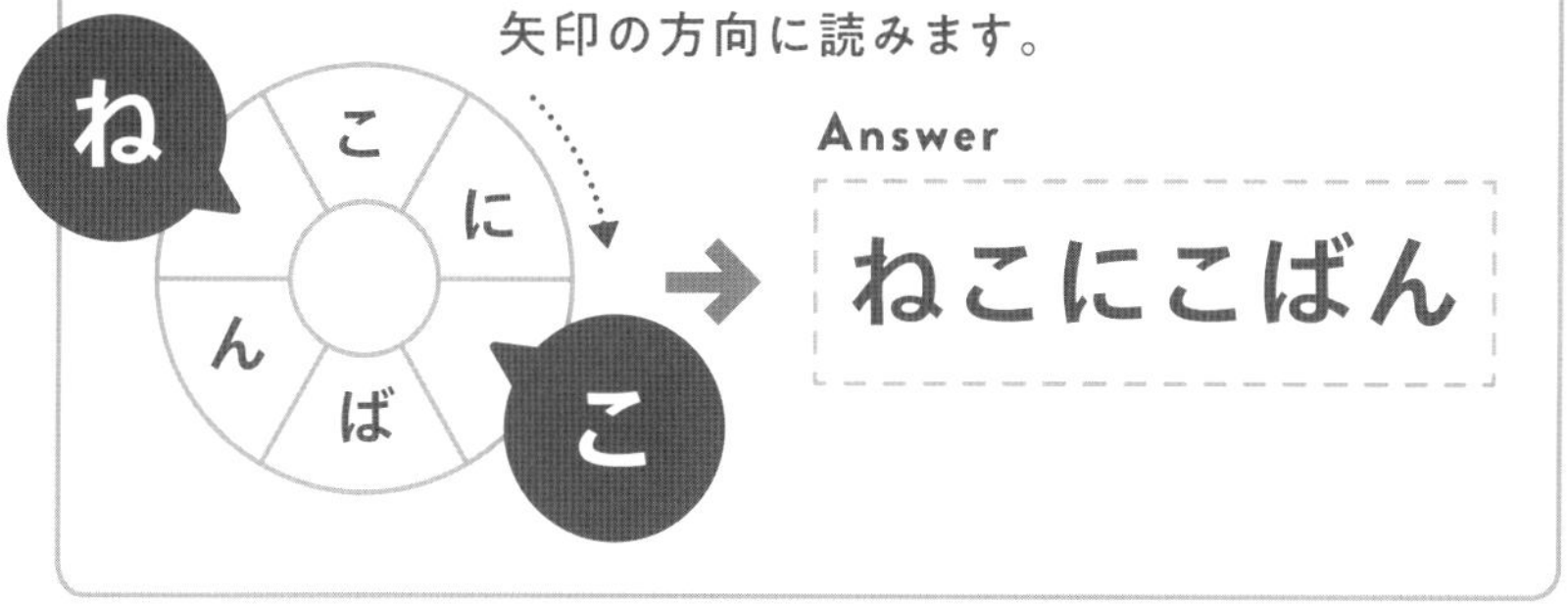

1 黙っていましょう

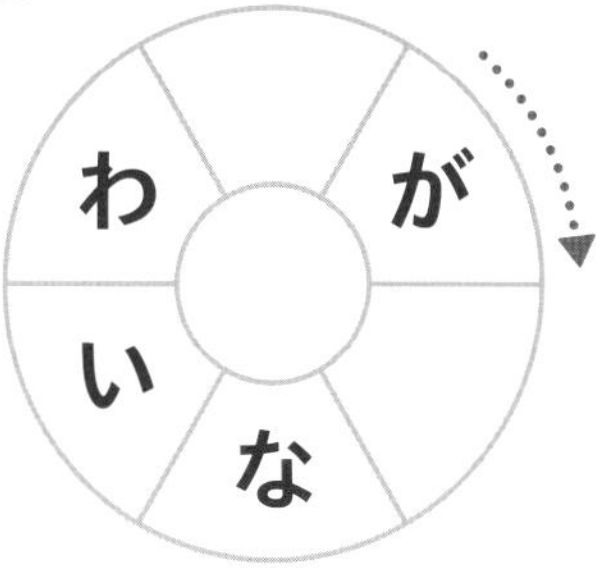

2 ラクにできるよ!

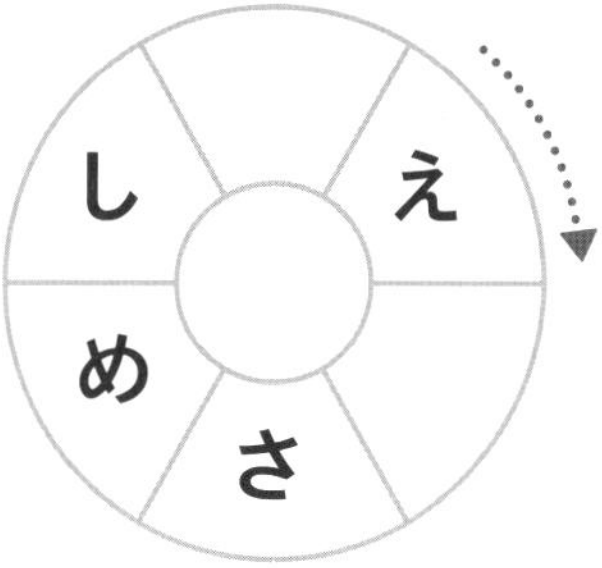

3 運を天にまかせて

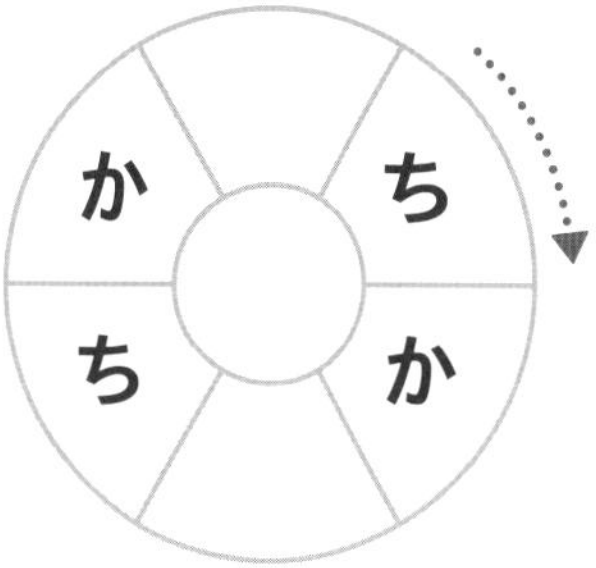

4 山あり谷あり

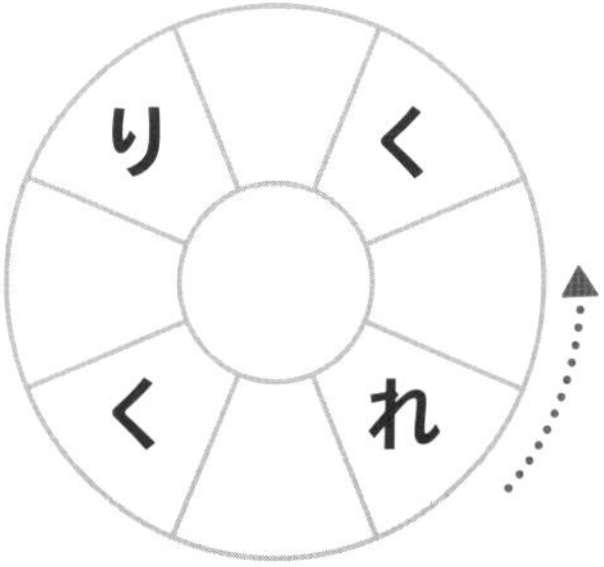

5 えっ!? 知らなかった…

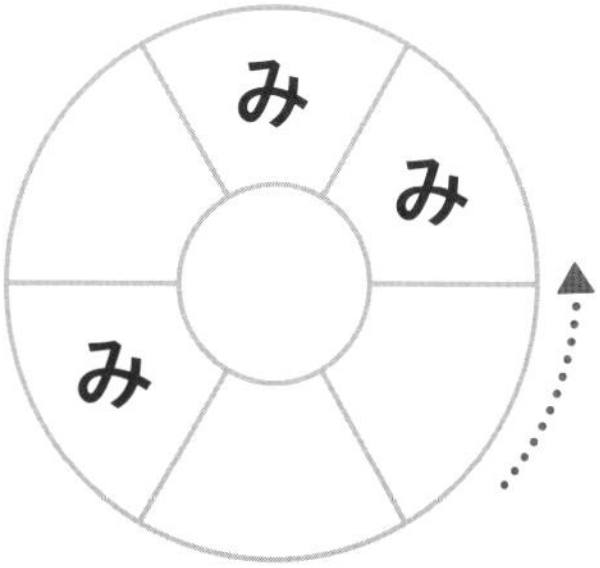

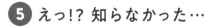

次の文章を、声に出して、テンポよく2回読みましょう。

黒《くろ》田《だ》節《ぶし》

福岡県民謡《ふくおかけんみんよう》

酒《さけ》は飲《の》め飲《の》め飲《の》むなれば
日《ひ》ノ本《もと》一《いち》のこの槍《やり》を
飲《の》みとるほどに飲《の》むなれば
これぞまことの黒《くろ》田《だ》武《ぶ》士《し》

峰《みね》の嵐《あらし》か松風《まつかぜ》か
訪《たず》ぬる人《ひと》の琴《こと》の音《ね》か
駒《こま》ひき止《と》めて聴《き》くほどに
爪《つま》音《おと》しるき想《そう》夫《ふ》恋《れん》

古《ふる》き都《みやこ》に来《き》て見《み》れば
浅《あさ》茅《じ》が原《はら》とぞあれにける
月《つき》の光《ひかり》は隈《くま》なくて
秋《あき》風《かぜ》のみぞ身《み》にはしむ

花《はな》たちばなも匂《にお》うなり
軒《のき》の菖蒲《あやめ》もかおるなり
夕《ゆう》暮《ぐ》れさまの五月雨《さみだれ》に
山《やま》不如帰《ホトトギス》名《な》乗《の》るなり

コイン計算

といた日

イラストのコインを数えて暗算します。
印をつけたり、メモをしたりせずに
答えましょう。

→答えは64ページ

1 下のコインのうち、
1円、10円、100円のコインを
すべて足すといくらになるでしょう。

→ Answer

2 下のコインのうち、
5円、50円、500円のコインを
すべて足すといくらになるでしょう。

→ Answer

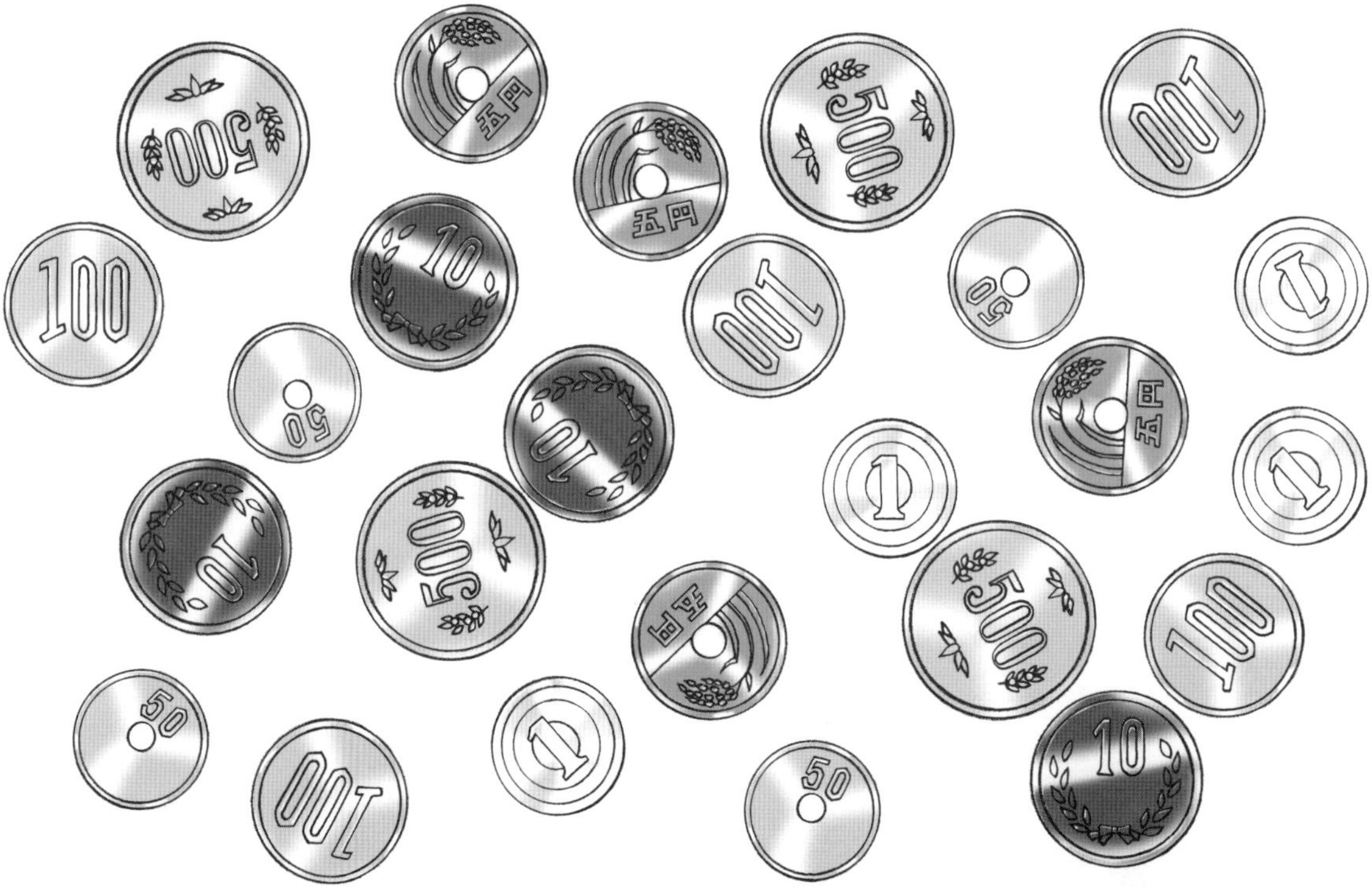

3 合計額がいちばん多いのはA～Dのどれでしょうか。→ Answer

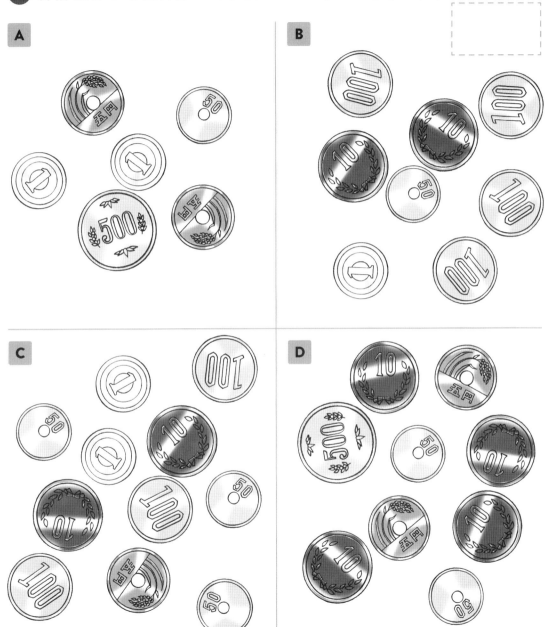

A

B

C

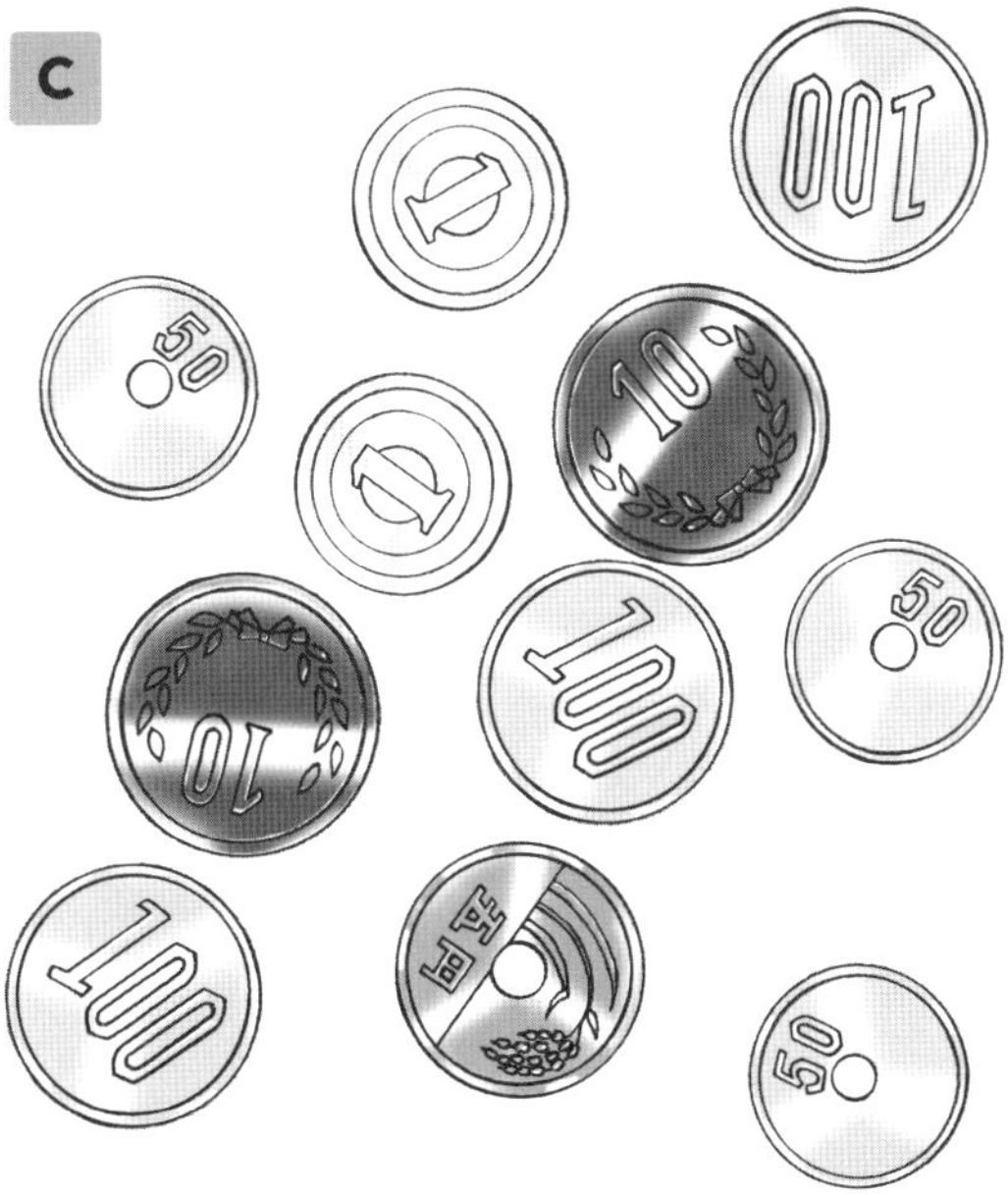

D

次の文章を、声に出して、テンポよく2回読みましょう。

雨ニモマケズ

宮沢賢治（みやざわけんじ）

雨（アメ）ニモマケズ

風（カゼ）ニモマケズ

雪（ユキ）ニモ夏（ナツ）ノ暑（アツ）サニモマケヌ

丈夫（ジョウブ）ナカラダヲモチ

慾（ヨク）ハナク

決（ケッ）シテ瞋（イカ）ラズ

イツモシヅカニワラツテヰル（ッテヰ=ッテヰ）

一日（イチニチ）ニ玄米（ゲンマイ）四合（ヨンゴウ）ト

味噌（ミソ）ト少（スコ）シノ野菜（ヤサイ）ヲタベ

アラユルコトヲ

ジブンヲカンジョウニ入（イ）レズニ

ヨクミキキシワカリ

ソシテワスレズ

野原（ノハラ）ノ松（マツ）ノ林（ハヤシ）ノ蔭（カゲ）ノ

小《チイ》サナ萱《カヤ》ブキノ小屋《コヤ》ニヰ《イ》テ
東《ヒガシ》ニ病気《ビョウキ》ノコドモアレバ
行《イ》ツ《ッ》テ看病《カンビョウ》シテヤリ
西《ニシ》ニツカレタ母《ハハ》アレバ
行《イ》ツ《ッ》テソノ稲《イネ》ノ束《タバ》ヲ負《オ》ヒ
南《ミナミ》ニ死《シ》ニサウ《ソ》ナ人《ヒト》アレバ
行《イ》ツ《ッ》テコハ《ワ》ガラナクテモイイトイヒ《イ》
北《キタ》ニケンクヮ《カ》ヤソショウガアレバ
ツマラナイカラヤメロトイヒ《イ》
ヒデリノトキハナミダヲナガシ
サムサノナツハオロオロアルキ
ミンナニデクノボートヨバレ
ホメラレモセズ
クニモサレズ
サ《ソ》ウイフ《ウ》モノニ
ワタシハナリタイ

想起力アップ!

同音異字の漢字

といた日

ひらがなの読みに合う熟語になるように、
□に漢字を書きましょう。

→答えは64ページ

1

友人に□《あ》う。

向かい□《あ》う。

2

□《い》□《がい》な結末。

関係者□《い》□《がい》立入禁止。

3

夜が□《あ》ける。

とびらを□《あ》ける。

家を□《あ》ける。

4

□《しゅう》□《かん》誌を買う。

生活□《しゅう》□《かん》を見直す。

交通安全□《しゅう》□《かん》

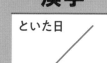

5

実家に荷物を□《おく》る。

プレゼントを□《おく》る。

6

彼女は□《やさ》しい。

□《やさ》しい問題。

7

□《ねん》□《とう》のあいさつ。

□《ねん》□《とう》に置いておく。

8

先生の□《し》□《じ》を待つ。

過半数の□《し》□《じ》を得る。

9

問題集の□《かい》□《とう》

アンケートへの□《かい》□《とう》

冷凍の肉を□《かい》□《とう》する。

10

話を□《き》く。

音楽を□《き》く。

風邪に□《き》く薬。

PART1の答え

p22-23

❶あさがお　❷さみだれ　❸よざくら　❹ふじさん　❺はっさく　❻こまつな　❼すきっぷ
❽てちょう　❾とろっこ　❿れっすん　⓫はんりょ　⓬へそくり　⓭ころっけ　⓮へりくつ
⓯せめんと　⓰しょうゆ　⓱ごみばこ　⓲わくちん　⓳ふぁいる　⓴ぶろっく

p26-27

❶7　❷6　❸8　❹2　❺3　❻13　❼8　❽8　❾4　❿10

p30

❶一石二鳥　❷順風満帆　❸晴耕雨読
❹文武両道　❺日進月歩　❻品行方正
❼無我夢中　❽才色兼備

p31

❶危機一髪　❷独立独歩　❸大義名分
❹公明正大　❺風光明媚　❻百花繚乱
❼温故知新　❽三寒四温

p34-35

❶A　❷B
❸E　❹C

p38-39

❶秋、衣　❷浦、雪、降　❸立、別、帰
❹大江山、橋立　❺世、渚、綱手
❻岸、寄、夢　❼悲、身、秋

p42-43

❶31　❷48
❸59　❹27　❺66
❻80　❼144

p46

カ	マ	ザ	**ザ**	**テ**	**イ**	ピ	ザ	**シ**	ギ
テ	フ	ネ	ワ	ザ	ヒ	ナ	タ	**シ**	ン
ン	タ	**オ**	**ヒ**	**ツ**	**ジ**	**ザ**	ギ	**ザ**	ザ
ビ	リ	ア	カ	**ザ**	ブ	ミ	ョ	ソ	テ
ン	ザ	ゲ	ド	**リ**	ラ	ズ	ウ	リ	ン
ザ	ミ	モ	ザ	**ソ**	ウ	ガ	**ザ**	**ニ**	**カ**
コ	**ザ**	ギ	ネ	**サ**	ザ	モ	ナ	リ	ザ
ト	**ゴ**	**ミ**	**ズ**	**ガ**	**メ**	**ザ**	ト	ャ	**ザ**
ワ	**タ**	シ	ジ	**ザ**	**メ**	**ト**	**オ**	マ	**ギ**
ザ	**フ**	ョ	ニ	ン	ゲ	ン	ワ	ザ	**ヤ**

p47

ビ	**ニ**	カ	ン	ア	ム	ス	テ	**ル**	ン
ロ	**ホ**	ー	**フ**	**ィ**	**リ**	**ピ**	**ン**	**ジ**	シ
イ	**ン**	ブ	コ	ン	バ	リ	ペ	**ラ**	ル
ア	ワ	**カ**	**リ**	**メ**	**ア**	デ	キ	**ブ**	ヘ
リ	シ	ペ	**ダ**	ブ	ド	**ー**	**ジ**	**ィ**	**フ**
ラ	ン	バ	**ナ**	ン	**ポ**	ユ	ド	ン	ロ
ト	ト	レ	**カ**	セ	**ル**	ニ	ー	ニ	マ
ス	ト	ツ	ク	ク	**ト**	**エ**	**ジ**	**プ**	**ト**
ー	**ア**	**シ**	**ロ**	ル	**ガ**	ヤ	ジ	ラ	リ
オ	ク	ワ	レ	サ	**ル**	エ	ウ	イ	ー

p54

お	り		ど	う	と	く
ろ	じ	う	ら		い	ぎ
し		た	い	あ	た	り
た	に		ふ	り		め
て	の	ひ	ら		け	
	う		わ	が	は	い
ぼ	で	ぃ	ー	ら	い	ん

1 ら　2 た　3 う　4 り　5 い

p50-51

❶A　❷D
❸C　❹C

p55

❶いわぬがはな　❷あさめしまえ　❸いちかばちか
❹らくあればくあり　❺ねみみにみず

p58-59

❶544円
❷2220円　❸D

p62-63

❶会、合　❷意外、以外　❸明、開、空　❹週刊、習慣、週間　❺送、贈
❻優、易　❼年頭、念頭　❽指示、支持　❾解答、回答、解凍　❿聞、聴、効

PART2

しっかりと読む

脳をしっかり刺激する、やや読みづらい文章や、
漢字の多い文章を用意しました。
2回目に読むときは、内容を理解するよう心がけてみましょう。

次の文章を、しっかりと声に出して、2回読みましょう。

短歌《たんか》（近代《きんだい》）

あるじなき　垣《かき》ねまもりて　故郷《ふるさと》の
庭《にわ》に咲《さ》きたる　花菫《はなすみれ》かな　（樋口一葉《ひぐちいちよう》）

垂《たら》乳《ち》根《ね》の　母《はは》が釣《つ》りたる　青《あお》蚊《が》帳《や》を
すがしといねつ　たるみたれども　（長塚節《ながつかたかし》）

くれなゐ《い》の　二尺《にしゃく》伸《の》びたる　薔薇《ばら》の芽《め》の
針《はり》やは《わ》らかに　春雨《はるさめ》の降《ふ》る　（正岡子規《まさおかしき》）

金色《こんじき》の　ちひ《い》さき鳥《とり》の　かたちして
銀杏《いちょう》散《ち》るなり　夕日《ゆうひ》の岡《おか》に　（与謝野晶子《よさのあきこ》）

白鳥《しらとり》は　哀《かな》しからずや　空《そら》の青《あお》
海《うみ》のあをにも　染《そ》まずただよふ《う》（若山牧水《わかやまぼくすい》）

みづ《ず》うみの　氷《こおり》は解《と》けて　なほ《お》寒《さむ》し
三日月《みかづき》の影《かげ》　波《なみ》にうつろふ《う》（島木赤彦《しまきあかひこ》）

みちのくの　母《はは》のいのちを　一目《ひとめ》見《み》ん
一目《ひとめ》みんとぞ　ただにいそげる（斎藤茂吉《さいとうもきち》）

街《まち》をゆき　子供《こども》の傍《そば》を　通《とお》る時《とき》
蜜柑《みかん》の香《か》せり　冬《ふゆ》がまた来《く》る（木下利玄《きのしたりげん》）

違うものさがし

といた日　／

イラストの中に、
一つだけほかと違うものがあります。
探してイラストに○をつけましょう。

→答えは110ページ

❶ 牛の問題

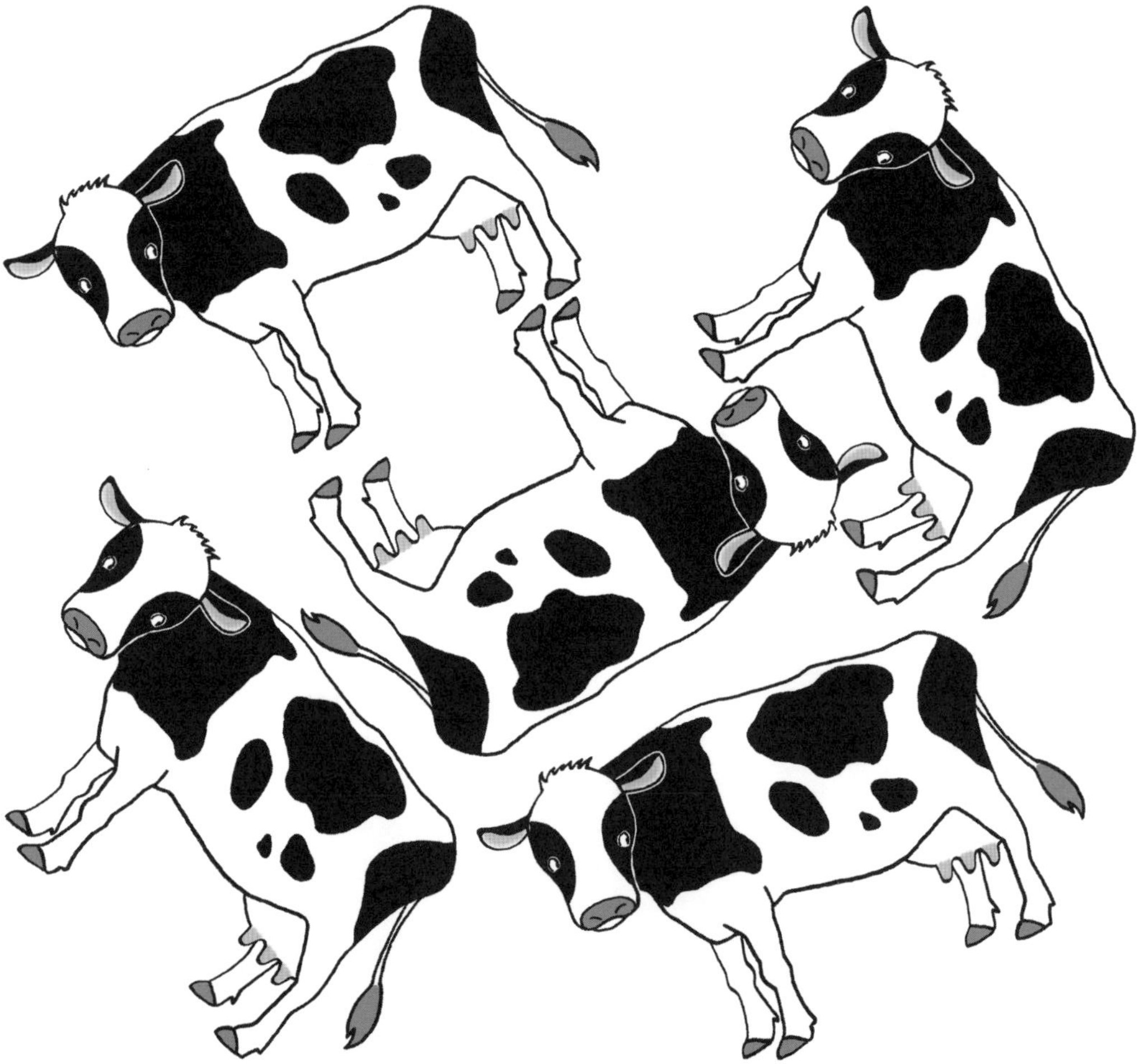

❷ 白鳥の問題

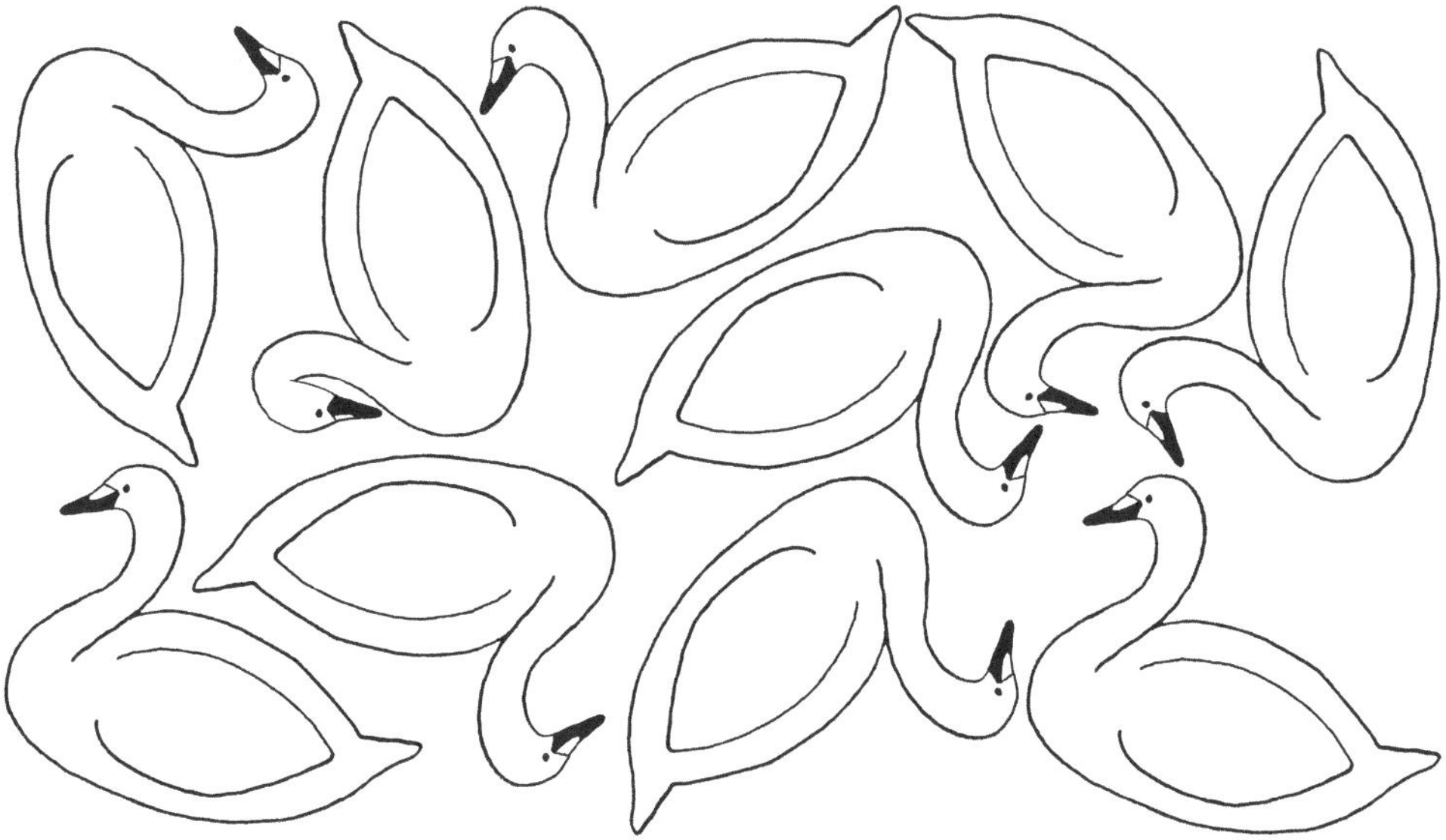

❸ 猫の問題

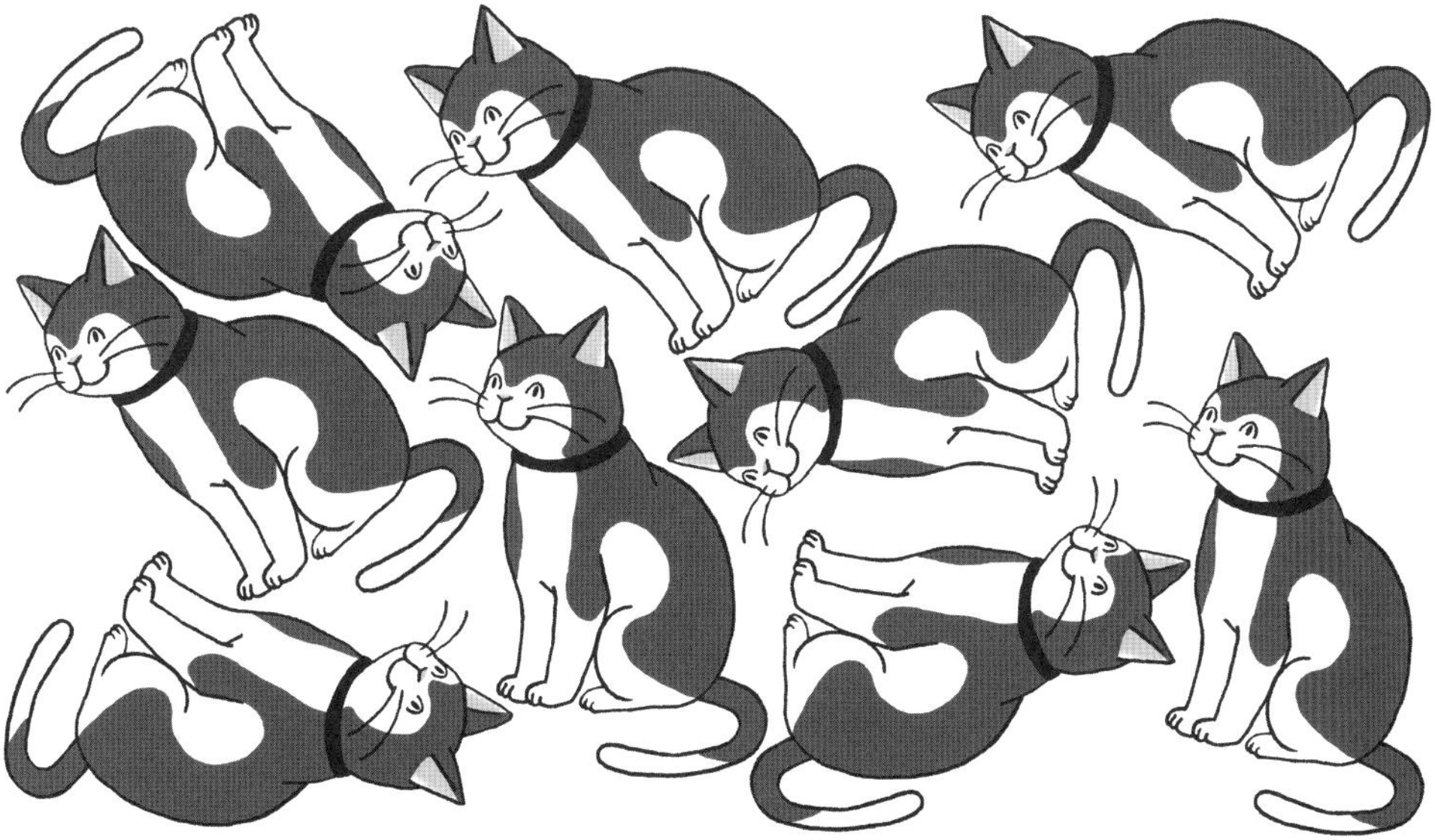

次の文章を、しっかりと声に出して、2回読みましょう。

羅《ら》生《しょう》門《もん》

芥川龍《あくたがわりゅう》之《の》介《すけ》

下人《げにん》は、大《おお》きなくさめをして、それから、大儀《たいぎ》そうに立《た》ち上《あ》がった。夕冷《ゆうび》えのする京都《きょうと》は、もう火桶《ひおけ》が欲《ほ》しいほどの寒《さむ》さである。風《かぜ》は門《もん》の柱《はしら》と柱《はしら》との間《あいだ》を、夕闇《ゆうやみ》とともに遠慮《えんりょ》なく、吹《ふ》き抜《ぬ》ける。丹塗《にぬ》りの柱《はしら》にとまっていたきりぎりすも、もうどこかへ行《い》ってしまった。

下人《げにん》は、首《くび》をちぢめながら、山吹《やまぶき》の汗衫《かざみ》に重《かさ》ねた、紺《こん》の襖《あお》の肩《かた》を高《たか》くして、門《もん》のまわりを見《み》まわした。雨風《あめかぜ》の憂《うれ》えのない、人目《ひとめ》にかかるおそれのない、一《ひと》晩楽《ばんらく》に寝《ね》られそうな所《ところ》があれば、そこでともかくも、夜《よ》を明《あ》かそうと思《おも》ったからである。すると、幸《さいわ》い門《もん》の上《うえ》の楼《ろう》へ上《のぼ》る、幅《はば》の広《ひろ》い、これも丹《に》を塗《ぬ》った梯子《はしご》が目《め》についた。上《うえ》なら、人《ひと》がいたにしても、どうせ死人《しにん》ばかりである。下人《げにん》はそこで、腰《こし》にさげた聖柄《ひじりづか》の太刀《たち》が鞘走《さやばし》らないように気《き》をつけながら、藁草履《わらぞうり》をはいた足《あし》を、その梯子《はしご》の一番下《いちばんした》の段《だん》へふみかけた。

それから、何分《なんぷん》かの後《のち》である。羅生門《らしょうもん》の楼《ろう》の上《うえ》へ出《で》る、幅《はば》の広《ひろ》い梯子《はしご》の中段《ちゅうだん》に、一人《ひとり》の男《おとこ》が、猫《ねこ》のように身《み》をちぢめて、息《いき》を殺《ころ》しながら、上《うえ》の容子《ようす》を窺《うかが》っていた。

想起力アップ!

漢字の読み

といた日　／

羅生門にちなんだ、次の――部の漢字の読みを書きましょう。

→答えは110ページ

1. 盗人が棲む。
2. 胡麻をまく。
3. 小さな余波。
4. 無造作。
5. 高を括る。
6. 聖柄の太刀。
7. 土を捏ねる。
8. 覗きこむ。
9. はげしい憎悪。
10. 語弊がある。
11. 行手を塞ぐ。

12 白い鋼の色。

13 成就する。

14 検非違使。

15 鋭い眼。

16 冷ややかな侮蔑。

17 嘲るような声。

18 着物を剥ぎとる。

19 下人の行方。

20 肯定する。

21 わら草履。

22 濁った水。

23 鞘におさめる。

次の文章を、しっかりと声に出して、2回読みましょう。

汚《よご》れつ《っ》ちまつ《っ》た悲《かな》しみに……

中原中也《なかはらちゅうや》

汚《よご》れつ《っ》ちまつ《っ》た悲《かな》しみに
今日《きょう》も小《こ》雪《ゆき》の降《ふ》りかかる
汚《よご》れつ《っ》ちまつ《っ》た悲《かな》しみに
今日《きょう》も風《かぜ》さへ《え》吹《ふ》きすぎる

汚《よご》れつ《っ》ちまつ《っ》た悲《かな》しみは
たとへ《え》ば狐《きつね》の革裘《かわごろも》
汚《よご》れつ《っ》ちまつ《っ》た悲《かな》しみは
小《こ》雪《ゆき》のかかつ《っ》てちぢこまる

汚《よご》れつ《っ》ちまつ《っ》た悲《かな》しみは
なにのぞむなくねがふ《う》なく
汚《よご》れつ《っ》ちまつ《っ》た悲《かな》しみは
倦《け》怠《だい》のうちに死《し》を夢《ゆめ》む

汚《よご》れつ《っ》ちまつ《っ》た悲《かな》しみに
いたいたしくも怖《おじ》気《け》づき
汚《よご》れつ《っ》ちまつ《っ》た悲《かな》しみに
なすところもなく日《ひ》は暮《く》れる……

足りない数字計算

といた日

一～十または1～10の数字の中で、
一つだけ足りない数字を見つけ、その数字で
計算します。メモをしたり、指を折ったりせずに
暗算しましょう。

→答えは110ページ

例

一四八	+	十五六	+	三四六	=	Answer
二十六		二一八		十七八		八
九五七		九七三		五九二		
↓ 三		↓ 四		↓ 一		

1

二五九	+	一六三	+	十一五	=	Answer
七十一		七五八		四九八		
八三六		九四十		六七二		

2

二八六	+	三七二	+	六一八	=	Answer
五九三		一八五		四五十		
十四七		六九四		九七三		

3

一六十	+	二三八	−	八五三	=	Answer
二七四		十一四		六一九		
九五八		六七九		二十七		

④

1	6	7
9	4	3
8	10	5

＋

4	10	2
9	7	5
8	1	6

＋

7	5	1
2	6	9
10	3	8

＝ Answer

⑤

9	3	7
6	2	4
10	5	8

＋

7	10	1
8	3	4
9	2	6

＋

7	10	4
5	9	3
6	1	8

＝ Answer

⑥

8	1	3
9	2	4
5	10	7

＋

1	10	3
4	9	7
8	5	6

＋

8	2	5
7	6	9
3	10	4

＝ Answer

⑦

1	8	9
3	4	10
2	5	6

＋

3	7	10
5	1	2
8	4	9

－

1	3	4
9	5	7
10	8	2

＝ Answer

⑧

1	5	9
7	2	10
3	8	4

＋

6	2	5
4	7	9
1	8	10

－

7	3	9
2	1	8
5	10	6

＝ Answer

⑨

10	6	8
9	2	5
7	1	3

－

6	2	9
7	1	5
4	8	10

＋

3	6	1
4	8	10
2	9	7

＝ Answer

次の文章を、しっかりと声に出して、2回読みましょう。

学《がく》問《もん》のすすめ

福沢《ふくざわ》諭吉《ゆきち》

「天《てん》は人《ひと》の上《うえ》に人《ひと》を造《つく》らず人の下《した》に人《ひと》を造《つく》らず」と言《い》えり。されば天《てん》より人《ひと》を生《しょう》ずるには、万人《ばんにん》は万人《ばんにん》みな同《おな》じ位《くらい》にして、生《う》まれながら貴賤上下《きせんじょうげ》の差別《さべつ》なく、万物《ばんぶつ》の霊《れい》たる身《み》と心《こころ》との働《はたら》きをもって天地《てんち》の間《あいだ》にあるよろずの物《もの》を資《と》り、もって衣食住《いしょくじゅう》の用《よう》を達《たっ》し、自由自在《じゆうじざい》、互《たが》いに人《ひと》の妨《さまた》げをなさずしておのおの安《あん》楽《らく》にこの世《よ》を渡《わた》らしめ給《たも》うの趣意《しゅい》なり。されども今《いま》、広《ひろ》くこの人間世界《にんげんせかい》を見渡《みわた》すに、かしこき人《ひと》あり、おろかなる人《ひと》あり、貧《まず》しきもあり、富《と》めるもあり、貴《き》人《じん》もあり、下人《げにん》もありて、その有様《ありさま》雲《くも》と泥《どろ》との相違《そうい》あるに似《に》たるはなんぞや。その次第《しだい》はなはだ明《あき》らかなり。『実語教《じつごきょう》』に、「人《ひと》学《まな》ばざれば智《ち》なし、智《ち》なき者《もの》は愚人《ぐじん》なり」とあり。されば賢人《けんじん》と愚人《ぐじん》との別《べつ》は学《まな》ぶと学《まな》ばざるとによりてできるものなり。また世《よ》の中《なか》にむずかしき仕事《しごと》もあり、やすき仕事《しごと》もあり。そのむずかしき仕事《しごと》をする者《もの》を身分《みぶん》重《おも》き人《ひと》と名《な》づけ、やすき仕事《しごと》をする者《もの》を身分《みぶん》軽《かる》き人《ひと》という。すべて心《こころ》を用《もち》い、心配《しんぱい》する仕事《しごと》はむずかしくして、手足《てあし》を用《もち》うる力役《りきえき》はやすし。

文字を並べ替えて言葉を作りましょう。
小さい文字〔促音や拗音〕になる文字もあります。

→答えは110ページ

1. の わ あ が ま

2. つ か む た り

3. め や か ひ ぐ

4. べ ろ や え じ

5. て ぶ ん ろ ろ

6. う う じ ど ゆ

7. き も い な ら

8. か ち ら ち も

9. し よ う ま も

⑩ め ぼ と れ ひ

⑪ ま と お り わ

⑫ つ ま と か す

⑬ ま き だ め や

⑭ せ ね み い ん

⑮ あ や り た つ

⑯ ゆ で う ち ん

⑰ か な な り お

⑱ た が は す れ

⑲ ん と む う じ

⑳ し う ぐ ん よ

㉑ き け ゆ い う

次の文章を、しっかりと声に出して、2回読みましょう。

PART2 5

源《げん》氏《じ》物《もの》語《がたり》

紫式部《むらさきしきぶ》

桐壺《きりつぼ》

いづ《ず》れの御時《*おおんとき》にか、女御《にょうご》、更衣《こうい》あまたさぶらひ《い》給《たま》ひ《い》けるなかに、いとやむ《ん》ごとなき際《きわ》にはあらぬが、すぐれて時《とき》めき給《たま》ふ《う》ありけり。初《はじ》めより我《われ》はと思《おも》ひ《い》上《あ》がり給《たま》へ《え》る御方々《おおんかたがた》、めざましきものにおとしめそねみ給《たま》ふ《う》。同《おな》じほど、それより下﨟《げろう》の更衣《こうい》たちは、ましてやすからず。朝夕《あさゆう》の宮仕《みやづかえ》につけても、人《ひと》の心《こころ》をのみ動《うご》かし、恨《うら》みを負《お》ふ《う》つもりにやありけん、いとあつしく成《な》り行《ゆ》き、もの心細《こころぼそ》げに里《さと》がちなるを、

*「おん」とも読みます

いよいよあかずあは《わ》れなるものに思《おも》ほ《お》して、人《ひと》のそしりをもえ憚《はばか》らせ給《たま》は《わ》ず、世《よ》の例《ためし》にもなりぬべき御《おおん》もてなしなり。上達部《かんだちめ》、上人《うえびと》なども、あいなく目《め》をそばめつつ、いとまばゆき人《ひと》の御《おおん》覚《おぼ》えなり。唐土《もろこし》にも、かかることの起《お》こりにこそ、世《よ》も乱《みだ》れあしかりけれと、やう《よ》やう《よ》天《あめ》の下《した》にも、あぢ《じ》きな《の》う人《ひと》のもてなやみぐさになりて、楊《よう》貴《き》妃《ひ》の例《ためし》も引《ひ》き出《い》でつべく成《な》り行《ゆ》くに、いとはしたなきこと多《おお》かれど、かたじけなき御《み》心《こころ》ばへ《え》のたぐひ《い》なきを頼《たの》みにて、まじらひ《い》給《たま》ふ《う》。

間違いさがし

といた日

左右のイラストには違うところが5つあります。
探してイラストに○をつけましょう。

→答えは110ページ

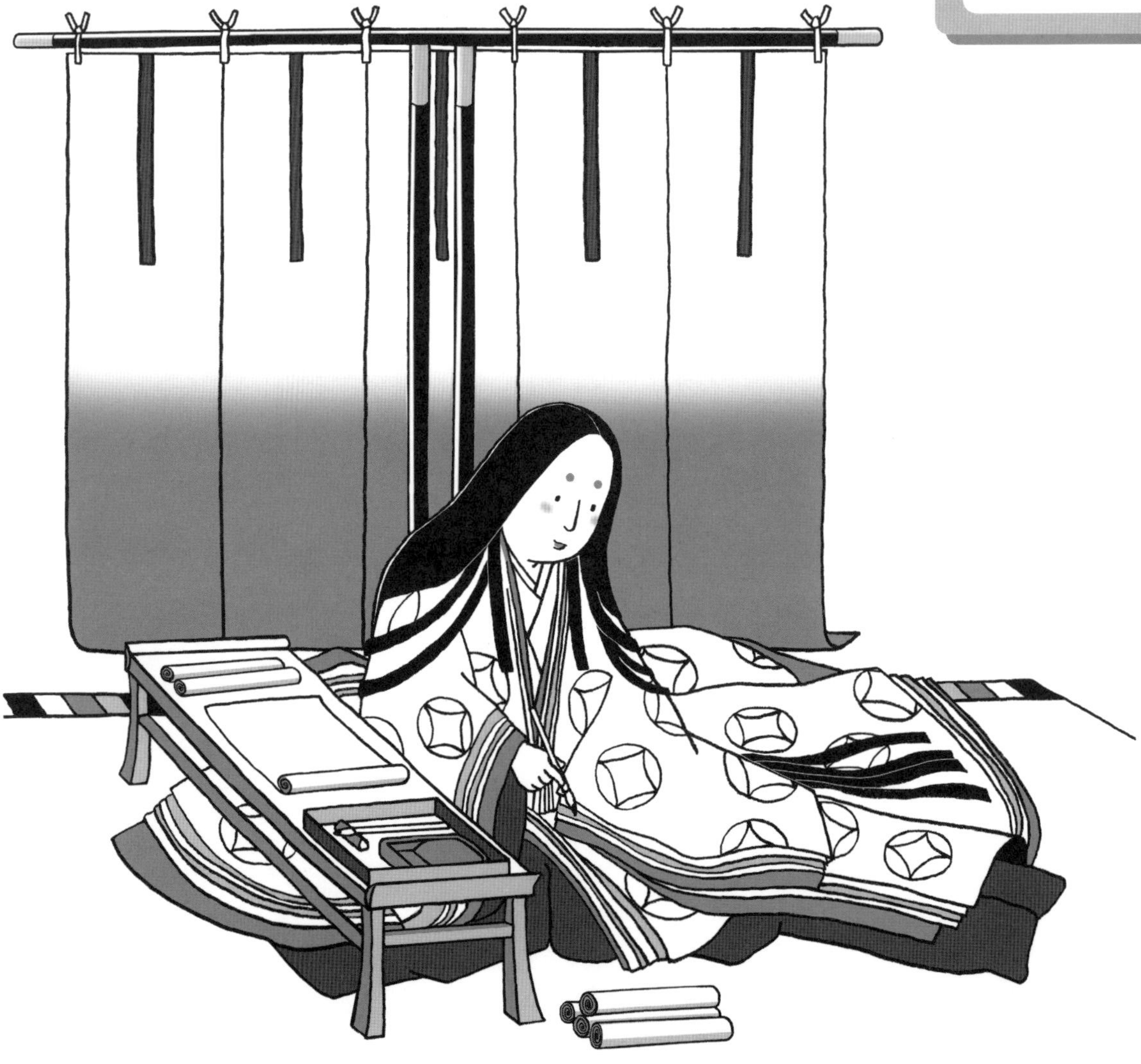

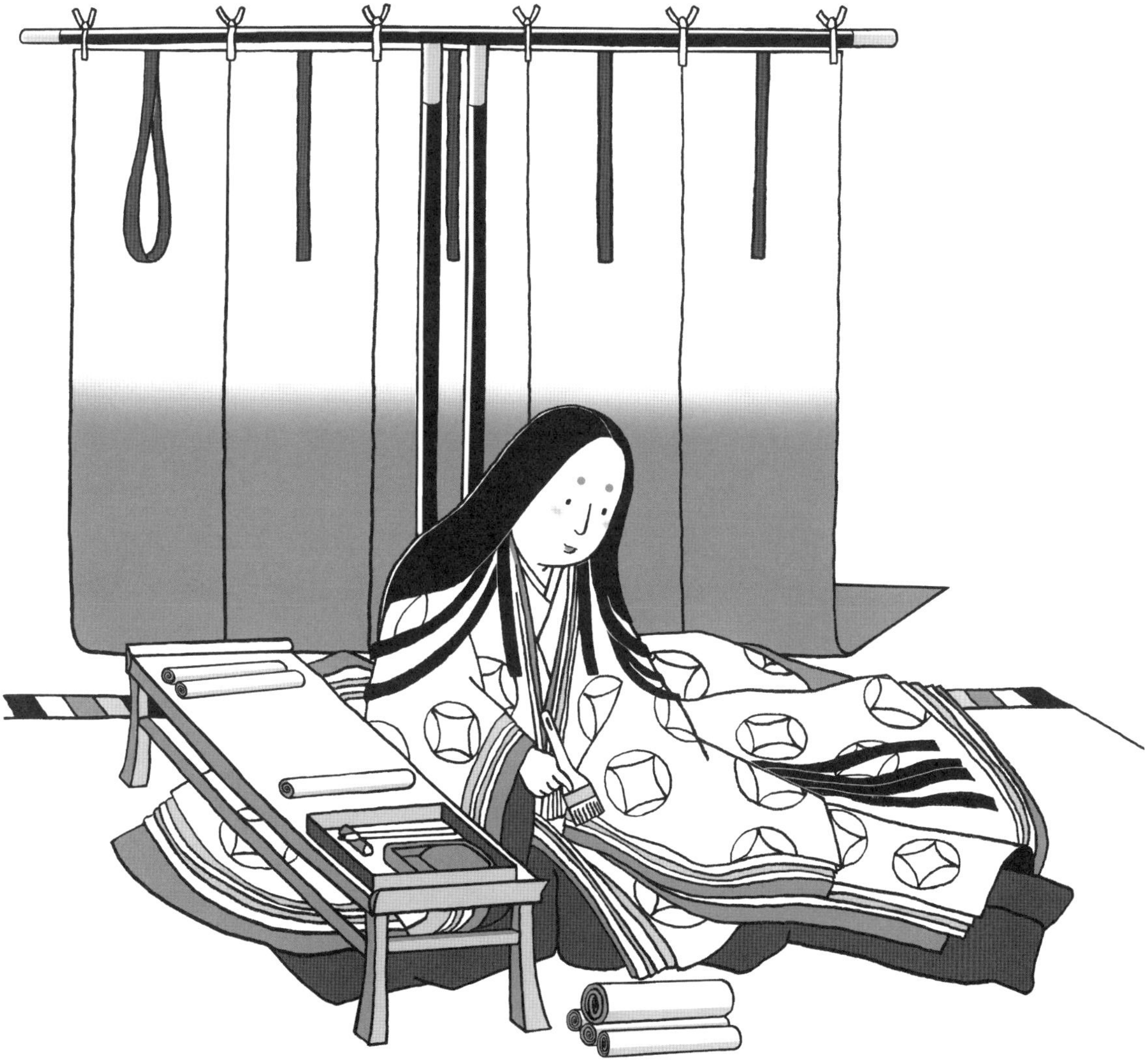

次の文章を、しっかりと声に出して、2回読みましょう。

論《ろん》語《ご》

子《し》曰《い》は《わ》く、「学《まな》びて時《とき》に之《これ》を習《なら》ふ《う》、亦《また》説《よろこ》ばしからずや。朋《とも》有《あ》り遠《えん》方《ぽう》より来《き》たる、亦《また》楽《たの》しからずや。人《ひと》知《し》らずして慍《うら》みず、亦《また》君《くん》子《し》ならずや。」と。

子《し》曰《い》は《わ》く、「吾《われ》十《じゅう》有《ゆう》五《ご》にして学《がく》に志《こころざ》す。三《さん》十《じゅう》にして立《た》つ。四《し》十《じゅう》にして惑《まど》は《わ》ず。五《ご》十《じゅう》にして天《てん》命《めい》を知《し》る。六《ろく》十《じゅう》にして耳《みみ》順《したが》ふ《う》。七《なな》十《じゅう》にして心《こころ》の欲《ほっ》する所《ところ》に従《したが》ひ《い》て、矩《のり》を踰《こ》えず。」と。

子《し》曰《い》は《わ》く、「由《いう》、女《なんじ》に之《これ》を知《し》るを誨《おし》へ《え》んか。之《これ》を知《し》るを之《これ》を知《し》ると為《な》し、知《し》らざるを知《し》らずと為《な》す。是《こ》れ知《し》るなり。」と。

子《し》曰《い》は《わ》く、「学《まな》びて思《おも》は《わ》ざれば則《すなわ》ち罔《くら》し。思《おも》ひ《い》て学《まな》ばざれば則《すなわ》ち殆《あやう》し。」と。

子《し》曰《い》は《わ》く、「之《これ》を知《し》る者《もの》は、之《これ》を好《この》む者《もの》に如《し》かず。之《これ》を好《この》む者《もの》は、之《これ》を楽《たの》しむ者《もの》に如《し》かず。」と。

想起力アップ!

四字熟語づくり

といた日 ／

リストAの漢字を使って、四字熟語を8つ作りましょう。
1文字だけ使わない漢字が入っています。

→答えは110ページ

リストA

日	一	七	心	夕	方	死	会	二	起	人
文	吉	朝	一	生	心	八	回	大	以	色
期	十	美	束	一	伝	安	十	一	人	三

1 またとはない

2 わかりあってます

3 いろいろいます

4 たったこれだけ!?

5 一気に好転

6 式はこの日に!

7 短すぎて無理?

8 嫌われません

リストBの漢字を使って、四字熟語を8つ作りましょう。
1文字だけ使わない漢字が入っています。

→答えは111ページ

リストB

初	洋	往	徹	始	志	洋	尚	手	途	電
噌	光	前	火	期	右	剛	石	健	往	早
質	前	左	実	前	時	未	味	代	貫	聞

1 行ったり来たり

2 聞いたことない!

3 希望しかない!

4 自慢したいんです

5 早業です!

6 最後まで曲げません

7 飾り気なくまじめ

8 行うにはまだ…

次の文章を、しっかりと声に出して、2回読みましょう。

野《の》菊《ぎく》の墓《はか》

伊《い》藤《とう》左《さ》千《ち》夫《お》

後《のち》の月《つき》という時《じ》分《ぶん》が来《く》ると、どうも思《おも》わずには居《い》られない。幼《おさな》い訣《わけ》とは思《おも》うが何《なに》分《ぶん》にも忘《わす》れることが出来《でき》ない。もはや十年《じゅうねん》余《よ》も過《す》ぎ去《さ》った昔《むかし》のことであるから、細《こま》かい事《じ》実《じつ》は多《おお》くは覚《おぼ》えて居《い》ないけれど、心《こころ》持《もち》だけは今《いま》なお昨日《きのう》の如《ごと》く、その時《とき》の事《こと》を考《かんが》えてると、全《まった》く当《とう》時《じ》の心《こころ》持《もち》に立《た》ち返《かえ》って、涙《なみだ》が留《と》めどなく湧《わ》くのである。悲《かな》しくもあり楽《たの》しくもありというような状《じょう》態《たい》で、忘《わす》れようと思《おも》うこともないではないが、寧《むし》ろ繰《くり》返《かえ》し繰《くり》返《かえ》し考《かんが》えては、夢《む》幻《げん》的《てき》の興《きょう》味《み》を貪《むさぼ》って居《い》る事《こと》が多い。そんな訣《わけ》から一寸《ちょっと》物《もの》に書《か》いて置《お》こうかという気《き》になったのである。

僕《ぼく》の家《いえ》というのは、松《まつ》戸《ど》から二《に》里《り》ばかり下《くだ》って、矢《や》切《ぎり》の渡《わたし》を東《ひがし》へ渡《わた》り、小《こ》高《だか》い岡《おか》の上《うえ》でやはり矢《や》切《ぎり》村《むら》と云《い》ってる所《ところ》。矢《や》切《ぎり》の斎《さい》藤《とう》と云《い》えば、この界《かい》隈《わい》での旧《きゅう》家《か》で、里《さと》見《み》の崩《くず》れが二《に》三《さん》人《にん》ここへ落《お》ちて百《ひゃく》姓《しょう》になった内《うち》の一人《ひとり》が斎《さい》藤《とう》と云《い》ったのだと祖《そ》父《ふ》から聞《き》いて居《い》る。屋《や》敷《しき》の西《にし》側《がわ》に一《いち》丈《じょう》五《ご》六《ろく》尺《しゃく》も廻《まわ》るような椎《しい》の樹《き》が四《し》五《ご》本《ほん》重《かさ》なり合《あ》って立《た》って居《い》る。村《むら》一《いち》番《ばん》の忌《い》森《もり》で村《むら》じゅうから羨《うらや》ましがられて居《い》る。昔《むかし》から何《なに》ほど暴《あら》風《し》が吹《ふ》いても、この椎《しい》森《もり》のために、僕《ぼく》の家《いえ》ばかりは屋《や》根《ね》を剥《は》がれたことはただの一《いち》度《ど》もないとの話《はなし》だ。

ペア探し

といた日 /

文字や記号が並んでいます。
それぞれ同じ並びのペアを2組見つけてください。

→答えは111ページ

1

のぎく	のはか	かくの	
ぎくは	かのく	ぎかは	のくぎ
かぎく	のくぎ	ぎくは	くはの
のかは	くのは	はのか	かのぎ

2

♥ ♢ ♠	♧ ♠ ♢	♠ ♢ ♥	♢ ♠ ♥
♢ ♠ ♧	♠ ♥ ♢	♥ ♠ ♢	♧ ♥ ♢
♠ ♧ ♢	♢ ♧ ♠	♧ ♢ ♥	♢ ♧ ♥
♠ ♥ ♢	♥ ♧ ♢	♧ ♠ ♢	♠ ♥ ♧

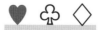

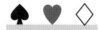

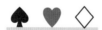

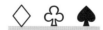

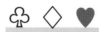

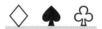

3

ド ミ ソ	ミ ソ ラ	ミ ファ ソ	ソ ラ シ
レ ミ ファ	ド ソ ミ	ソ レ ミ	ミ ソ ド
シ ラ ソ	ファ ミ レ	ラ ソ シ	ミ レ ファ
ソ レ ミ	ソ シ ラ	ド ファ シ	ファ レ ミ
ミ シ ラ	ミ レ ファ	ファ ラ シ	ド レ ラ

4

月 火 金	火 月 日	金 月 日	火 金 水
土 木 月	水 火 金	日 月 水	水 金 火
水 金 火	火 日 金	土 月 木	金 日 月
金 水 火	月 土 木	金 木 土	木 火 金
金 火 水	日 水 金	火 水 金	土 月 木

次の文章を、しっかりと声に出して、2回読みましょう。

漢《かん》詩《し》

春暁《しゅんぎょう》

孟浩然《もうこうねん》

春眠《しゅんみん》 暁《あかつき》を覚《おぼ》えず
処処《しょしょ》 啼鳥《ていちょう》を聞《き》く
夜来《やらい》 風雨《ふうう》の声《こえ》
花《はな》落《お》つること知《し》る多少《たしょう》ぞ

峨眉山月歌《がびさんげつのうた》

李白《りはく》

峨眉《がび》山月《さんげつ》 半輪《はんりん》の秋《あき》

影《かげ》は 平光江水《へいきょうこうすい》に入《い》りて流《なが》る
夜《よる》 清渓《せいけい》を発《はっ》して 三峡《さんきょう》に向《む》かふ《う》
君《きみ》を思《おも》へ《え》ども見《み》えずして 渝州《ゆしゅう》に下《くだ》る

涼州詞《りょうしゅうし》

王翰《おうかん》

葡萄《ぶどう》の美酒《びしゅ》 夜光《やこう》の杯《はい》
飲《の》まんと欲《ほっ》して 琵琶《びわ》 馬上《ばじょう》に催《うなが》す
酔《よ》ひ《い》て沙場《さじょう》に臥《ふ》す 君《きみ》笑《わら》ふ《う》こと莫《な》かれ
古来《こらい》 征戦《せいせん》 幾人《いくにん》か回《かえ》る

想起力アップ!

文学者名シークワーズ

といた日　／

隠れている「文学者の名前」を10個見つけてください。文字を読む方向は、上から下、下から上、左から右、右から左の4方向で、一直線上に並んでいます。

→答えは111ページ

林	遠	藤	幸	宇	夫	壺	井	栄	原
大	石	漱	目	夏	治	松	崎	谷	池
森	坂	円	愛	島	国	風	晶	郎	木
鷗	野	介	真	崎	治	宰	太	内	啄
外	木	之	戸	藤	一	馬	浦	泉	川
理	葉	龍	英	村	安	太	庭	宮	石
三	和	川	菊	与	中	瀬	田	沢	志
本	永	芥	佐	川	端	康	成	賢	藤
代	村	上	尾	小	文	豊	清	治	江
井	司	葉	一	口	樋	由	北	吉	高

想起力アップ!

四字熟語 シークワーズ

といた日

隠れている「四字熟語」を10個見つけてください。

文字を読む方向は、上から下、下から上、左から右、右から左の4方向で、一直線上に並んでいます。

→答えは111ページ

備	整	理	整	端	半	途	中	正	厳
実	一	路	雨	物	動	食	間	真	門
真	石	整	耕	編	文	化	地	正	外
評	二	然	青	集	水	万	思	可	不
績	空	前	絶	後	紫	変	具	来	出
成	理	造	鋭	明	山	千	海	客	総
晩	空	人	気	断	単	刀	直	入	挙
器	金	料	進	猛	突	三	転	千	両
大	棒	小	新	半	白	面	満	意	得
三	束	二	人	三	脚	記	優	柔	不

次の文章を、しっかりと声に出して、2回読みましょう。

徒《つれ》然《づれ》草《ぐさ》

兼好法師《けんこうほうし》

奥山《おくやま》に、猫《ねこ》またといふ《う》ものありて

「奥山《おくやま》に、猫《ねこ》またといふ《う》ものありて、人《ひと》を食《く》らふ《う》なる。」と人《ひと》の言《い》ひ《い》けるに、「山《やま》ならねども、これらにも、猫《ねこ》の経《へ》上《あ》がりて、猫《ねこ》またになりて、人《ひと》とることはあなるものを。」と言《い》ふ《う》者《もの》ありけるを、何《なに》阿《あ》弥《み》陀《だ》仏《ぶつ》とかや、連歌《れんが》しける法師《ほうし》の、行願寺《ぎょうがんじ》の辺《へん》にありけるが聞《き》きて、ひとり歩《ある》かん身《み》は心《こころ》すべきことにこそと思《おも》ひ《い》けるころしも、ある所《ところ》にて夜《よ》更《ふ》くるまで連歌《れんが》して、ただひとり帰《かえ》りけるに、小川《こがわ》の端《はた》にて、音《おと》に聞《き》きし猫《ねこ》また、あやまたず足《あし》もとへふと寄《よ》り来《き》て、やがてかきつくままに、頸《くび》のほどを食《く》はんとす。

肝心《きもごころ》も失《う》せて、防《ふせ》がんとするに力《ちから》もなく、足《あし》も立《た》たず、小川《こがわ》へ転《ころ》び入《い》りて、「助《たす》けよや、猫《ねこ》またよや、猫《ねこ》またよや。」と叫《さけ》べば、家々《いえいえ》より、松《まつ》どもともして走《はし》り寄《よ》りて見《み》れば、このわたりに見知《みし》れる僧《そう》なり。「こは《わ》いかに。」とて、川《かわ》の中《なか》より抱《いだ》き起《お》こしたれば、連歌《れんが》の賭物《かけもの》取《と》りて、扇《おうぎ》、小箱《こばこ》など、懐《ふところ》に持《も》ちたりけるも、水《みず》に入《い》りぬ。希有《けう》にして助《たす》かりたるさまにて、這《は》ふ《う》這《は》ふ《う》家《いえ》に入《い》りにけり。

飼《か》ひ《い》ける犬《いぬ》の、暗《くら》けれど主《ぬし》を知《し》りて、飛《と》びつきたりけるとぞ。

空間認知力アップ!

キューブの見え方

といた日

1～7の矢印の方向から見たとき、キューブはどう見えるでしょうか？　例にならって矢印の方向から見たときの形を下の枠にあるブロックに描き足してください。

→答えは112ページ

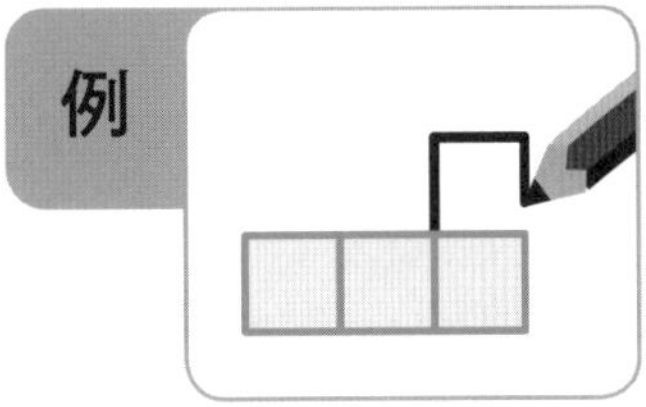

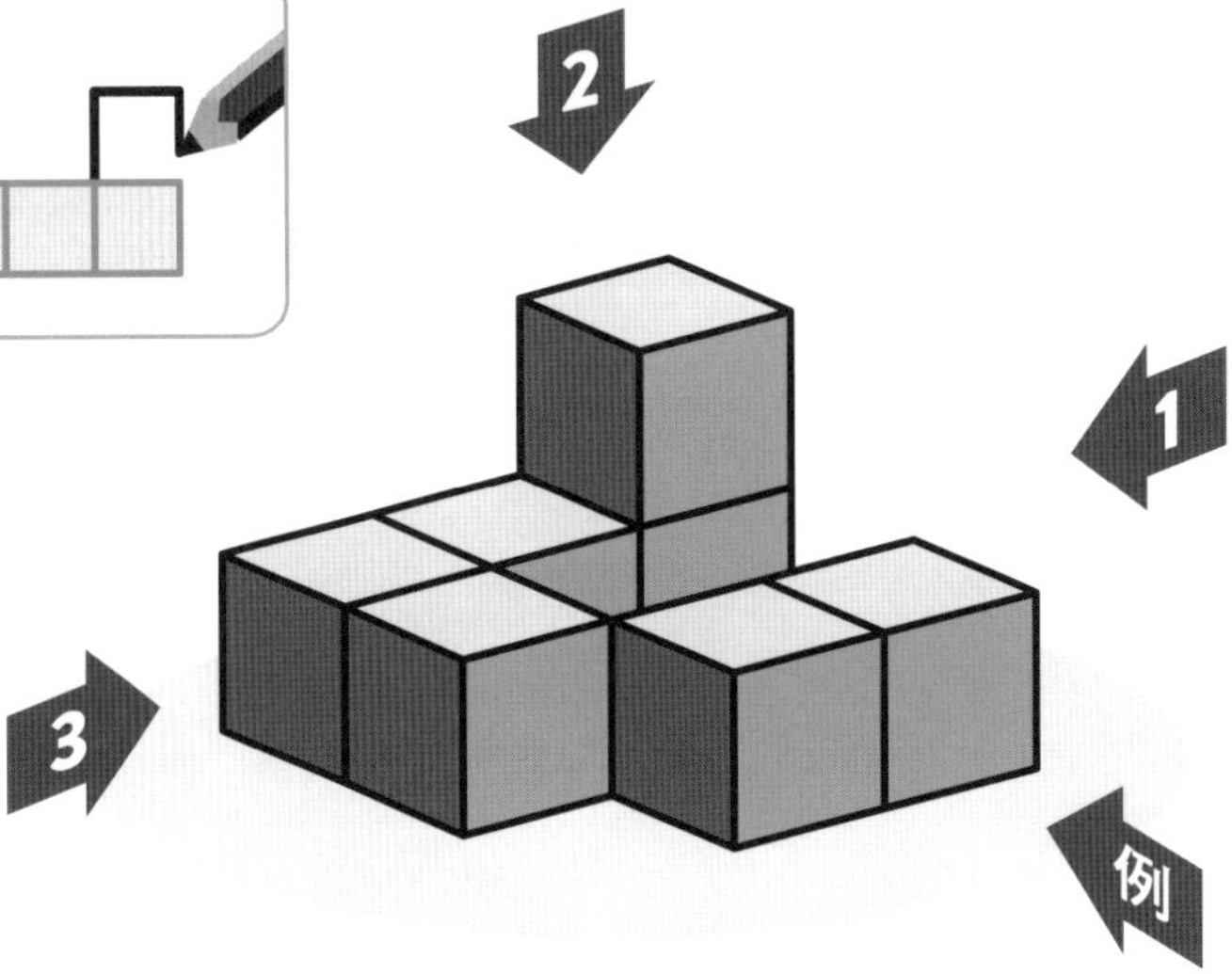

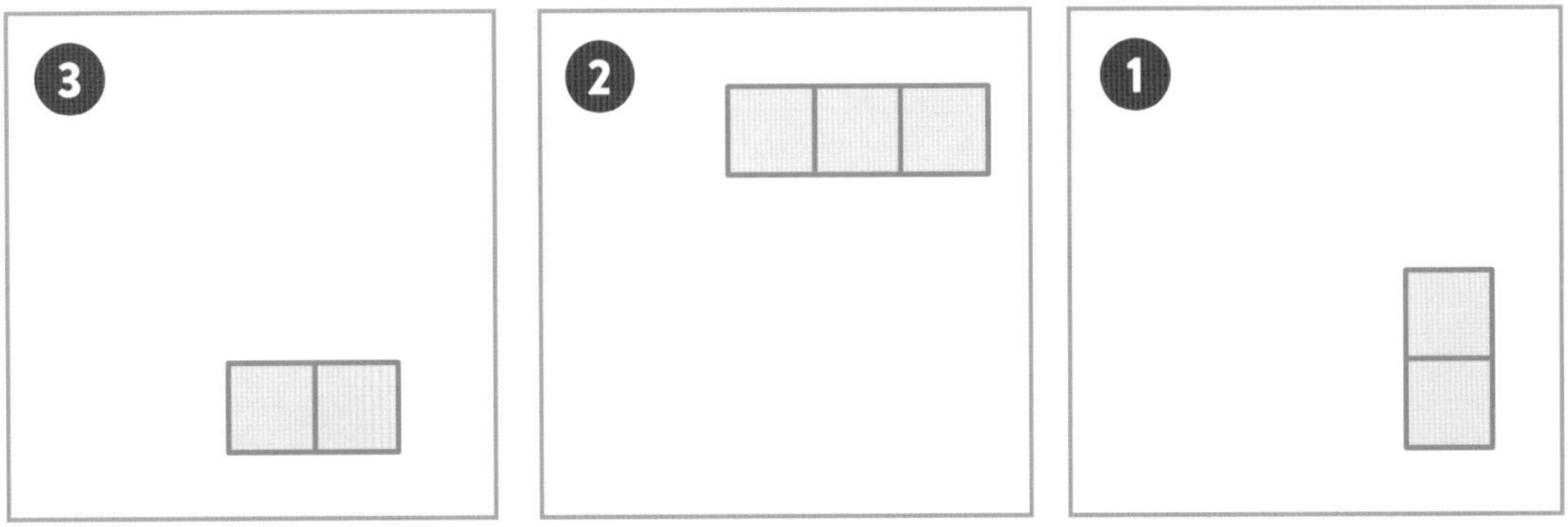

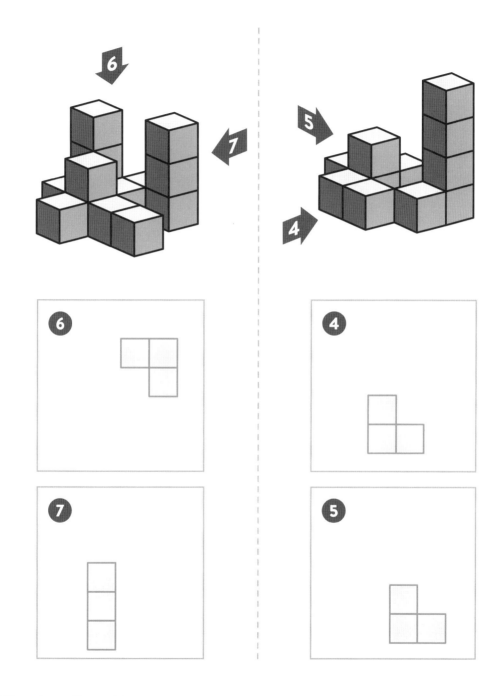

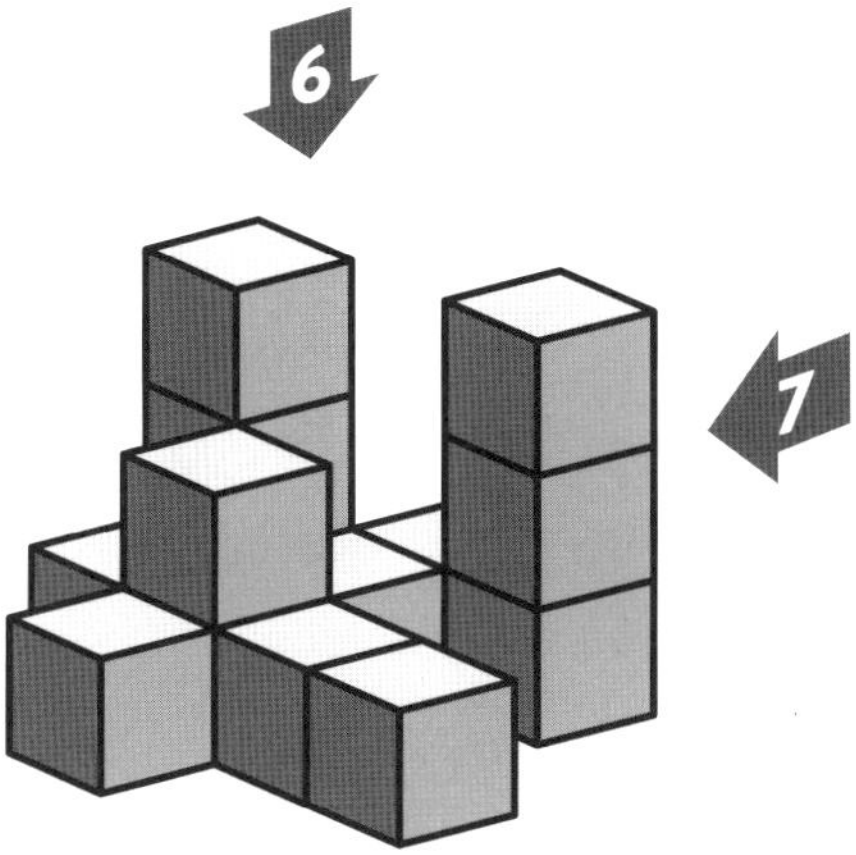
6
7

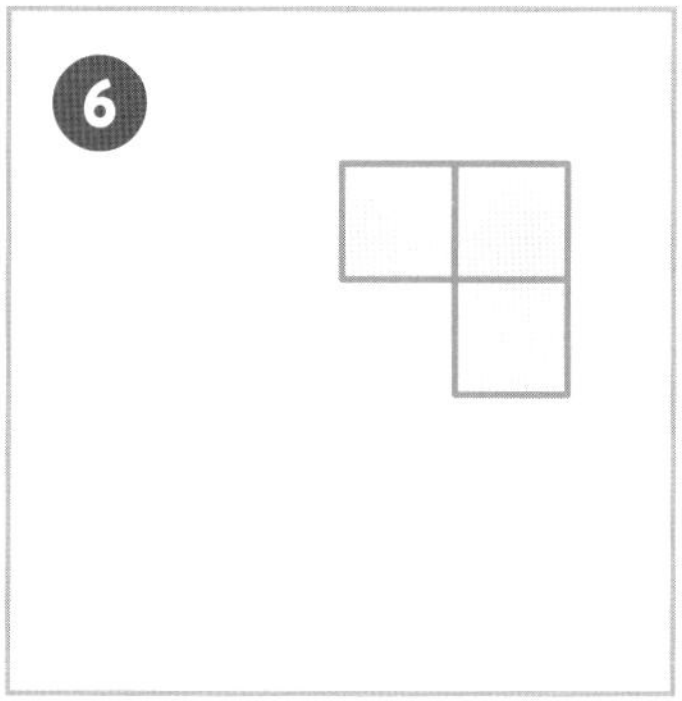
6

7

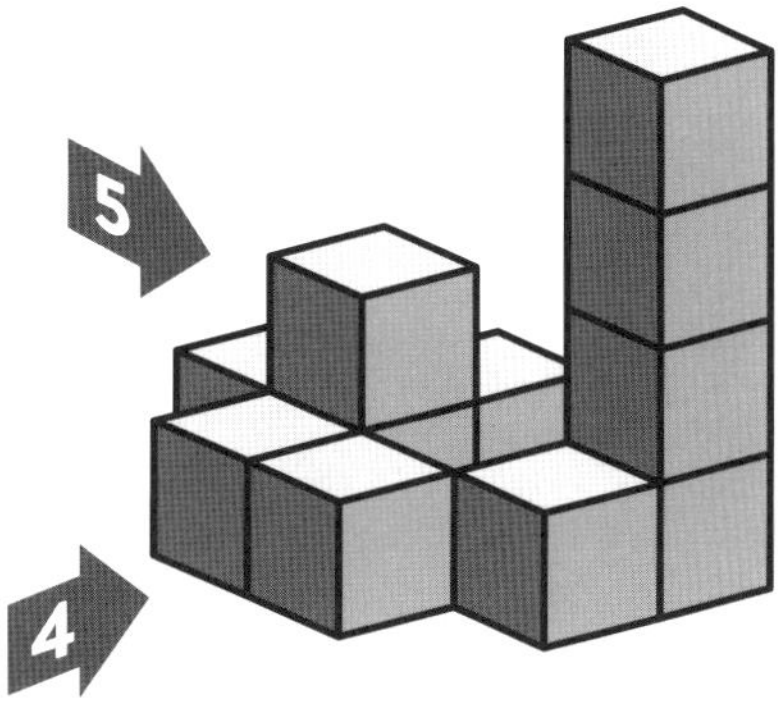
5
4

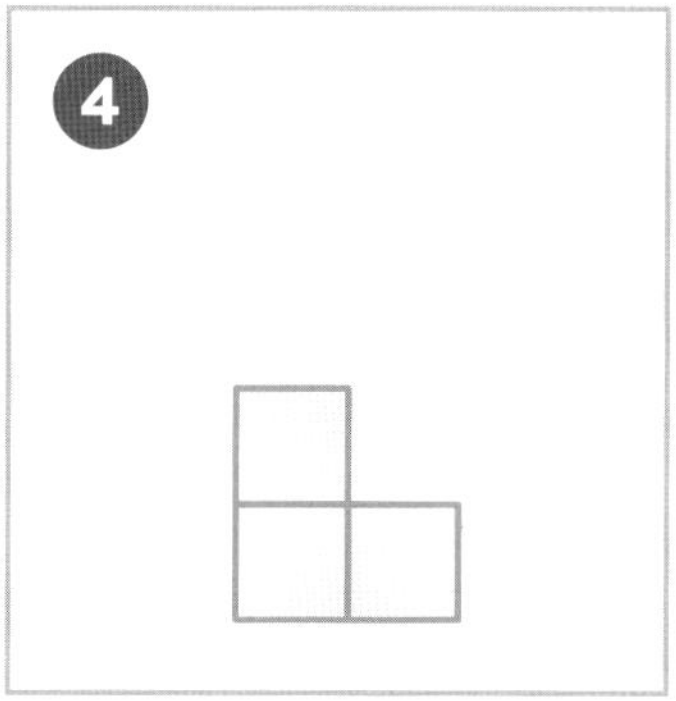
4

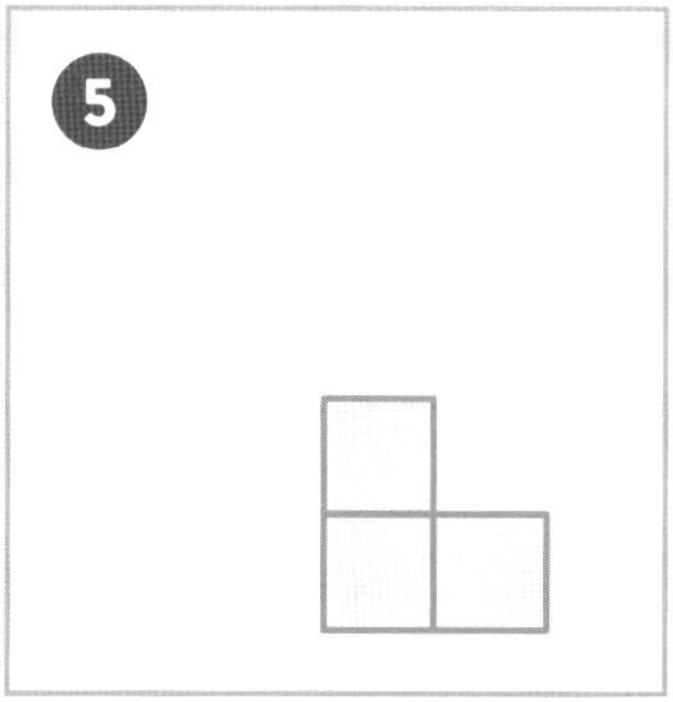
5

次の文章を、しっかりと声に出して、2回読みましょう。

PART2 10

おくの細《ほそ》道《みち》

松《まつ》尾《お》芭《ば》蕉《しょう》

平泉《ひらいずみ》

三代《さんだい》の栄《え》耀《えう》一睡《いっすい》の中《うち》にして、大門《だいもん》の跡《あと》は一里《いちり》こなたに有《あり》。秀衡《ひでひら》が跡《あと》は田野《でんや》に成《なり》て、金鶏山《きんけいざん》のみ形《かたち》を残《のこ》す。先《まず》高館《たかだち》にのぼれば、北上川《きたかみがわ》南部《なんぶ》より流《なが》るゝ《る》大河《たいが》也《なり》。衣川《ころもがわ》は和泉《いずみ》が城《じょう》をめぐりて、高館《たかだち》の下《もと》にて大河《たいが》に落入《おちいる》。泰衡《やすひら》等《ら》が旧跡《きゅうせき》は、衣《ころも》が関《せき》を隔《へだ》て、南部口《なんぶぐち》をさし堅《かた》め、夷《えぞ》をふせぐとみえたり。偖《さて》も義臣《ぎしん》すぐつて此城《このしろ》にこもり、功名《こうみょう》一時《いちじ》の叢《くさむら》となる。「国破《くにやぶ》れて山河《さんが》あり、城春《しろはる》にして草青《くさあお》みたり」と、笠打敷《かさうちしき》て、時《とき》のうつるまで泪《なみだ》を落《おと》し侍《はべ》りぬ。

夏草《なつくさ》や兵《つわもの》どもが夢《ゆめ》の跡《あと》

卯《う》の花《はな》に兼房《かねふさ》みゆる白毛《しらが》かな

曾良《そら》

兼《かね》て耳《みみ》驚《おどろか》したる二堂《にどう》開帳《かいちょう》す。経堂《きょうどう》は三将《さんしょう》の像《ぞう》をのこし、光堂《ひかりどう》は三代《さんだい》の棺《ひつぎ》を納《おさ》め、三尊《さんぞん》の仏《ほとけ》を安置《あんち》す。七宝《しちほう》散《ちり》うせて、珠《たま》の扉《とぼそ》風《かぜ》にやぶれ、金《こがね》の柱《はしら》霜雪《そうせつ》に朽《くち》て、既《すでに》頽廃《たいはい》空虚《くうきょ》の叢《くさむら》と成《なる》べきを、四面《しめん》新《あらた》に囲《かこみ》て、甍《いらか》を覆《おおい》て風雨《かぜあめ》を凌《しのぐ》。暫時《しばらく》千歳《せんざい》の記念《かたみ》とはなれり。

五月雨《さみだれ》の降《ふり》のこしてや光堂《ひかりどう》

想起力アップ!

ナンバークロスワード

といた日 /

入っている文字をヒントに、マス目を埋め言葉を作りましょう。同じ番号のマスには、同じひらがなが入ります。

→答えは112ページ

こ	む	ぎ	3	ろ		お
ふ	1		5		4	く
4		1	や	げ	2	の
3	2	り		4		ほ
2	2	ん	が		3	そ
	ひ		た	し	な	1
れ	4	だ	3		か	5

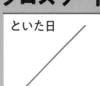

想起力アップ!

サークルシークワーズ

といた日

55ページの例のように、空欄にひらがなを入れて、ことわざや慣用句を作りましょう。矢印の方向に気をつけてください。

→答えは112ページ

1 やってみる?

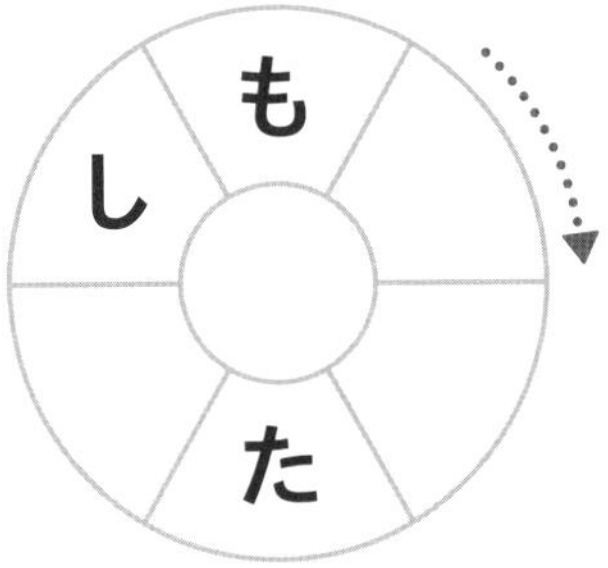

2 やすやす儲けます

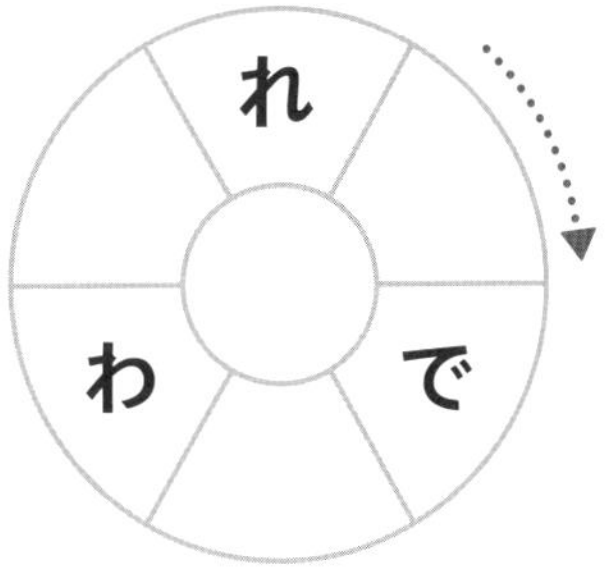

3 それはまた急ですね

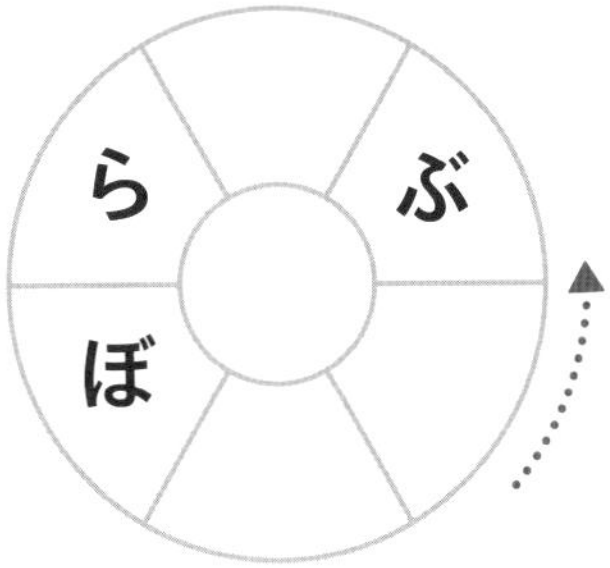

4 第六感!?

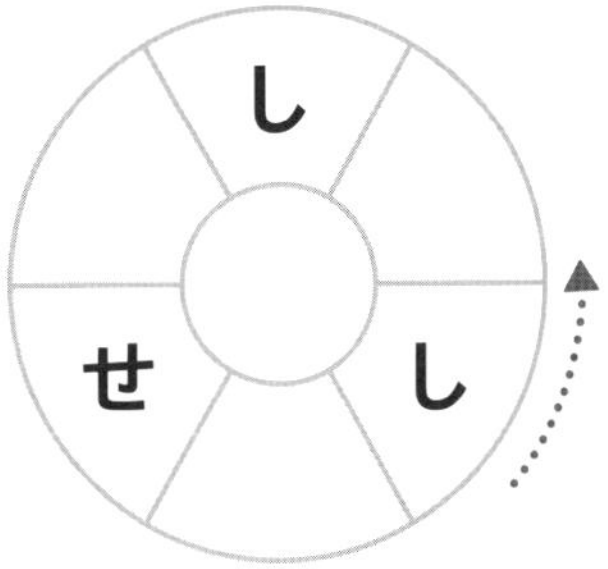

5 健康な体があれば!

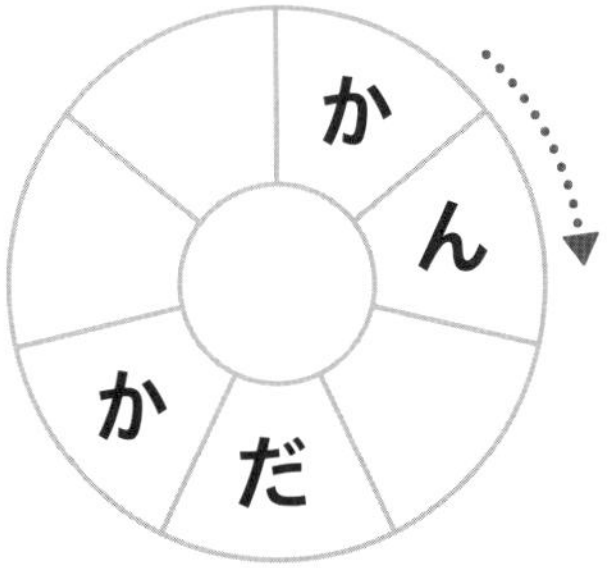

6 自分は見てるだけ

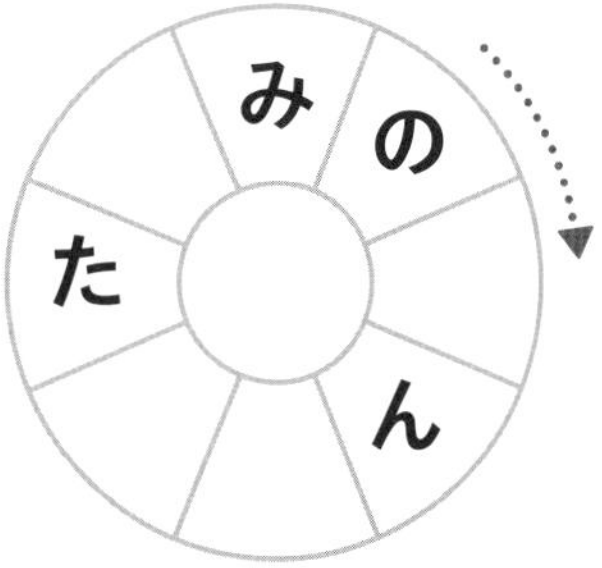

次の文章を、しっかりと声に出して、2回読みましょう。

五重塔

幸田露伴

──お浪、それほど我が鄙しからうか、ああああ生命ももういらぬ、我が身体にも愛想の尽きた、この世の中から見放された十兵衛は生きてゐるだけ恥辱をかく苦悩を受ける、ゑゑいつその事塔も倒れよ暴風雨もこの上烈しくなれ、少しなりともあの塔に損じの出来てくれよかし、空吹く風も地打つ雨も人間ほど我には情無からねば、塔破壊されても倒されても悦びこそせめ恨はせじ、板一枚の吹きめくられ釘一本の抜かるるも、味気なき世に未練はもたねば物の見事に死んで退けて、十兵衛といふ愚魯漢は自己が業の粗漏より恥辱を受《う》けても、生命《いのち》惜《お》しさに生存《いきながら》へ《え》てゐ《い》るやうな鄙《け》劣《ち》な奴《やつ》ではなかりしか、如是《かかる》心《こころ》を有《も》つ《っ》てゐ《い》しかと責《せ》めては後《あと》にて吊《とむら》は《わ》れむ《ん》、一度《いちど》はどうせ捨《す》つる身《み》の捨処《すてどころ》よし捨《すて》時《どき》よし、仏寺《ぶつじ》を汚《けが》すは恐《おそ》れあれど我《わ》が建《た》てしものの壊《こわ》れしならばその場《ば》を一歩《いっぽ》立去《たちさ》り得《う》べきや、諸仏菩薩《しょぶつぼさつ》も御《お》許《ゆる》しあれ、生雲塔《しょううんとう》の頂上《てっぺん》より直《ただ》ちに飛《と》んで身《み》を捨《す》てむ《ん》、投《な》ぐる五尺《ごしゃく》の皮嚢《かわぶくろ》は潰《やぶ》れて醜《みにく》かるべきも、きたなきものを盛《も》つ《っ》てはを《お》らず、あは《わ》れ男児《おとこ》の醇粋《いっぽんぎ》、清浄《しょうじょう》の血《ち》を流《なが》さむ《ん》なれば愍然《ふびん》ともこそ照覧《しょうらん》あれと、おもひ《い》し事《こと》やら思《おも》は《わ》ざりしや十兵衛《じゅうべえ》自身《じしん》も半分《はんぶん》知《し》らで、夢路《ゆめじ》を何時《いつ》の間《ま》にか辿《たど》りし、七蔵《しちぞう》にさへ《え》何処《どこ》でか分《わか》れて、此所《ここ》は、おお、それ、その塔《とう》なり。

ワーキングメモリアップ!

さいころの裏計算

といた日

さいころは表と裏を足すと7になるので、
表が6なら裏は1です。26ページの例にならって、
さいころの裏の数字で計算しましょう。
メモは取らずに暗算します。

→答えは112ページ

Answer

1
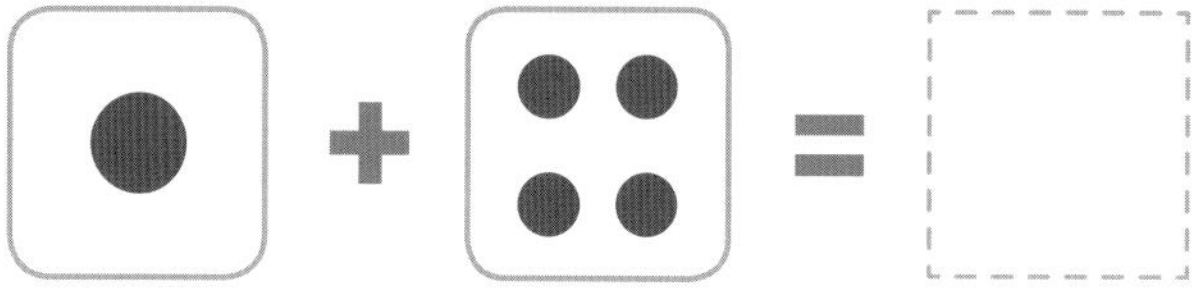

2
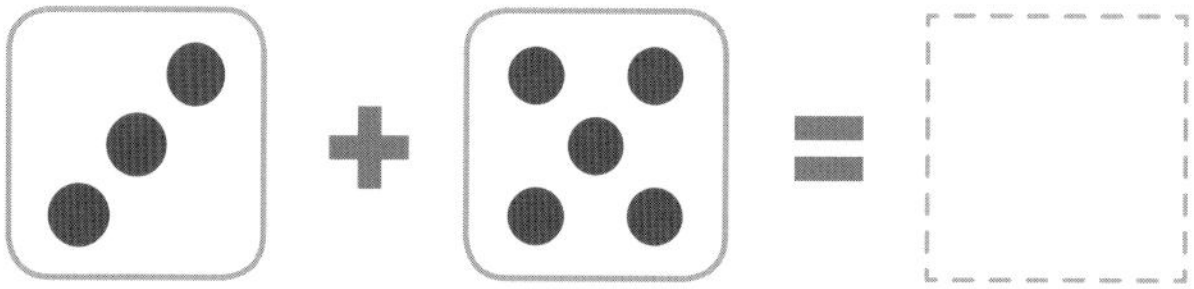

3
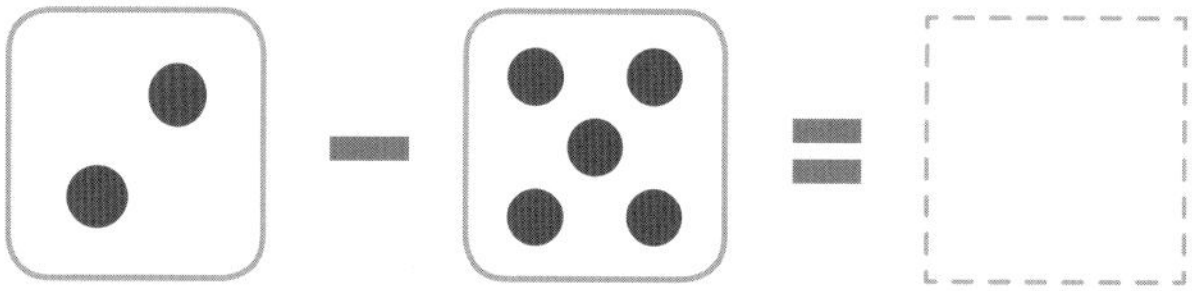

4
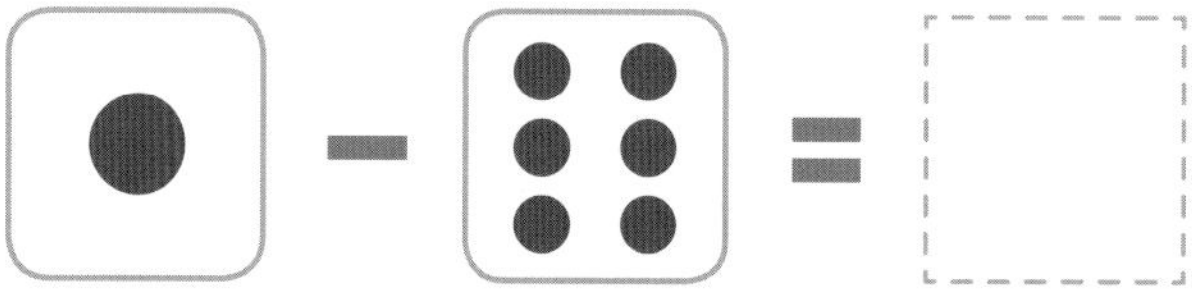

5
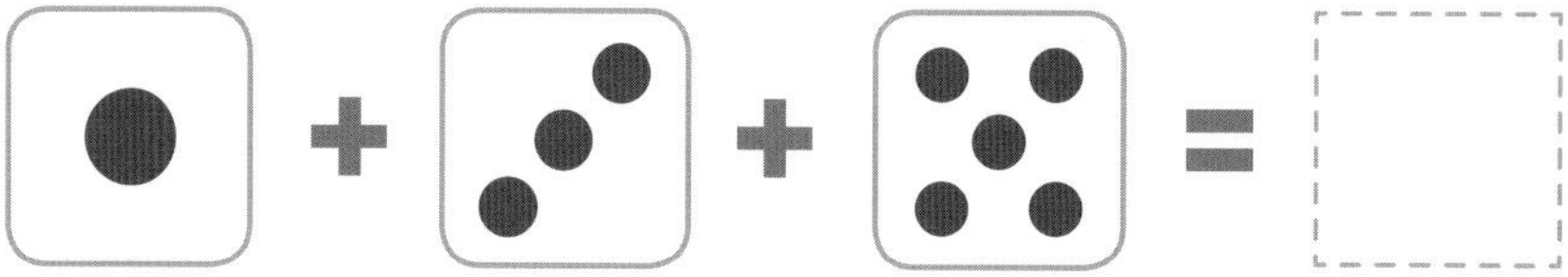

6

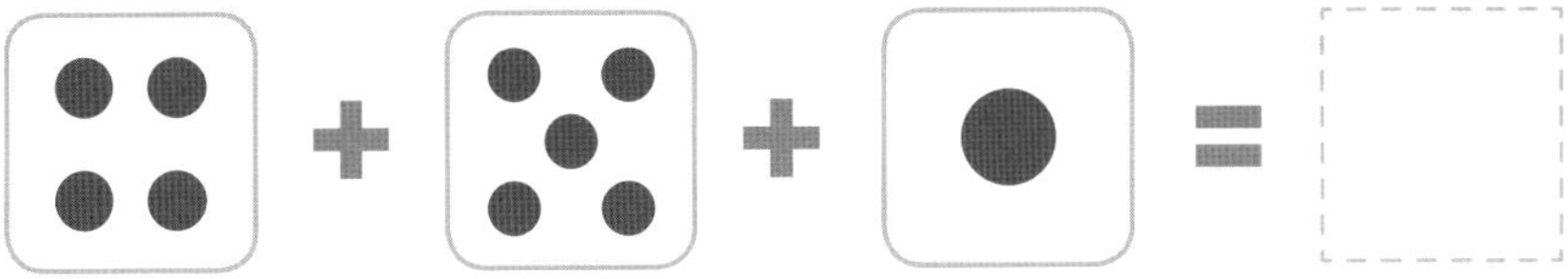

7

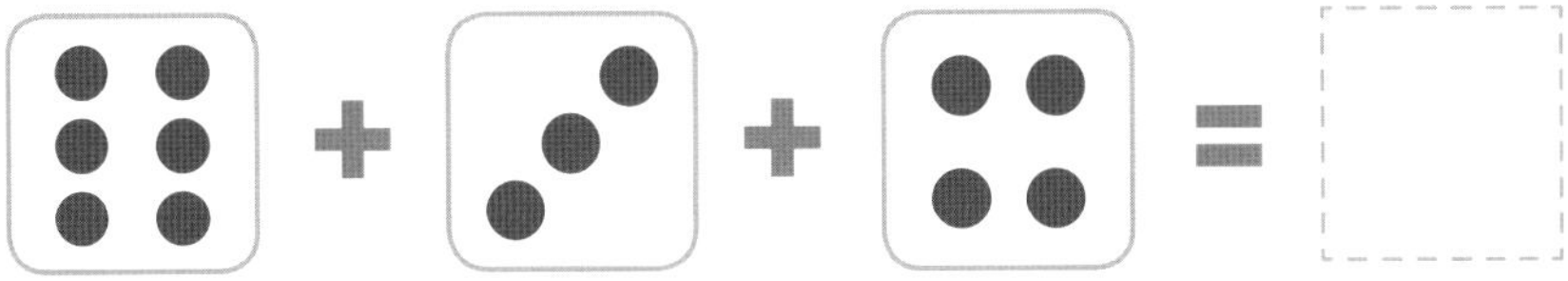

8

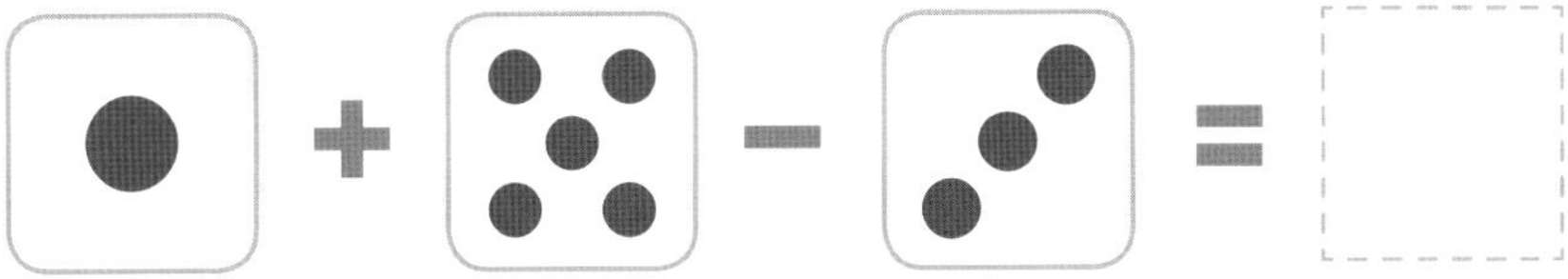

9

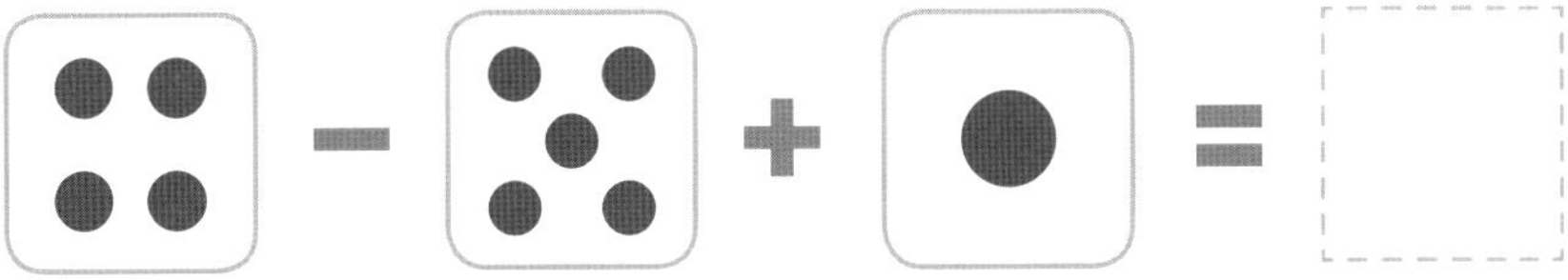

10

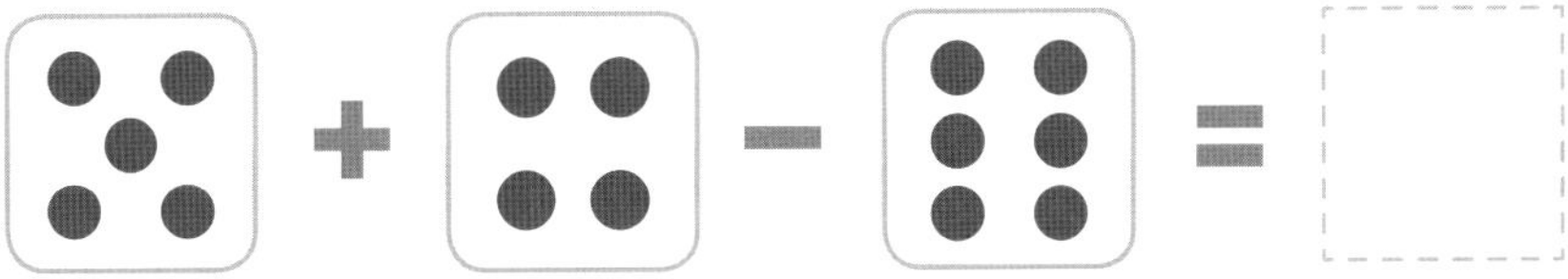

11

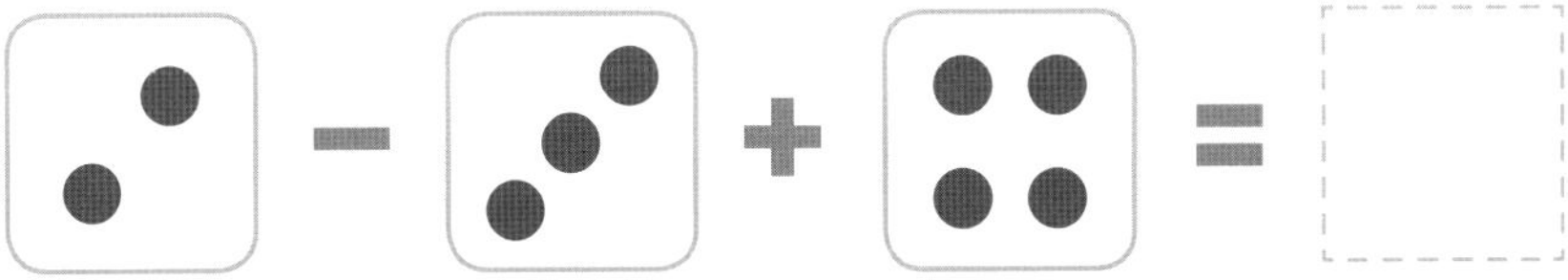

12

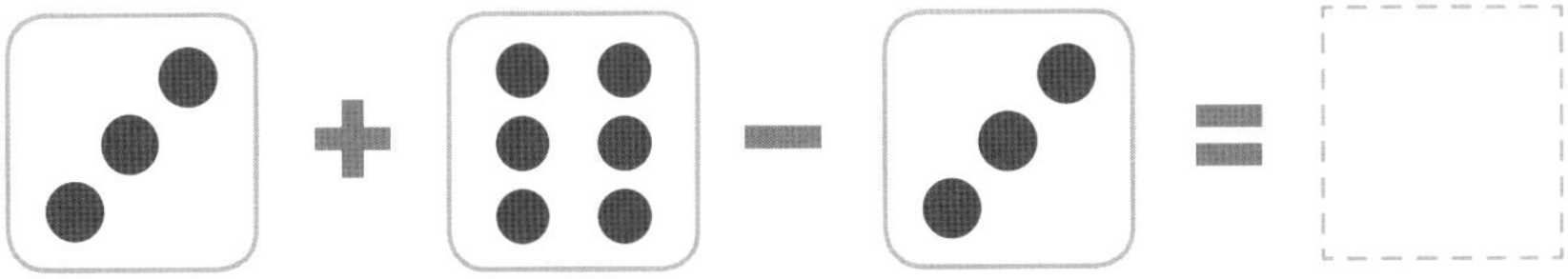

PART2の答え

p68-69

❶

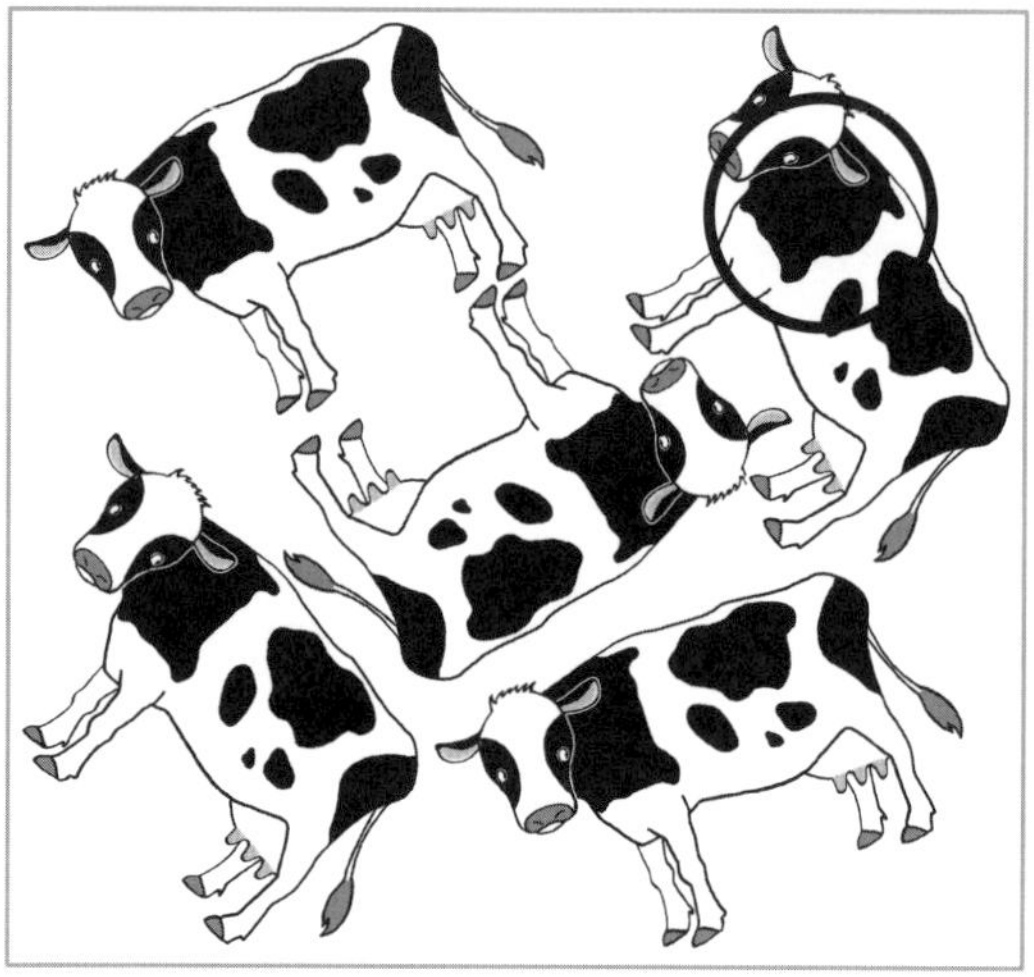

❷

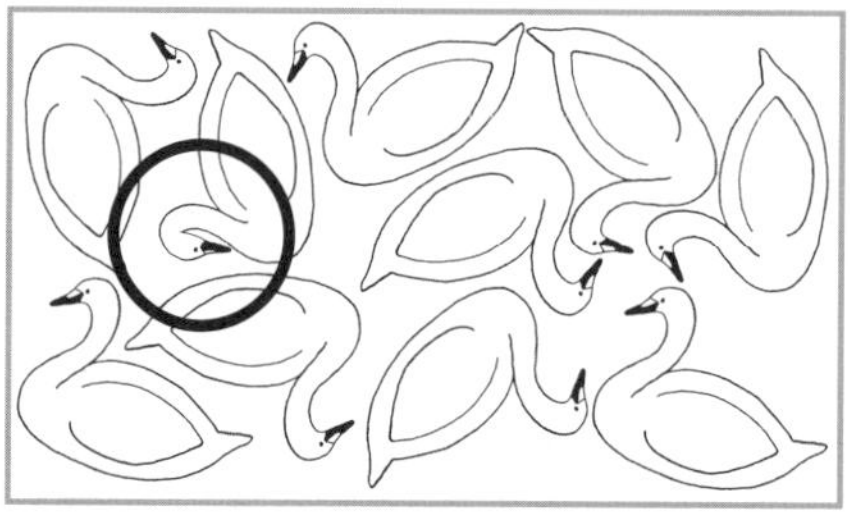

❸

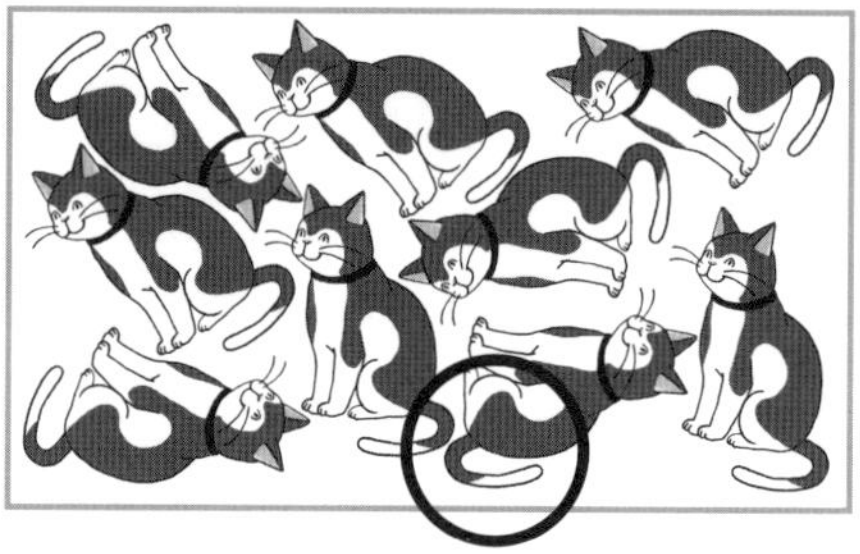

p72-73

❶す　❷ごま　❸よは　❹むぞうさ　❺くく
❻たち　❼こ　❽のぞ　❾ぞうお　❿ごへい
⓫ふさ　⓬はがね　⓭じょうじゅ　⓮けびいし
⓯するど　⓰ぶべつ　⓱あざけ　⓲は　⓳ゆくえ
⓴こうてい　㉑ぞうり　㉒にご　㉓さや

p84-85

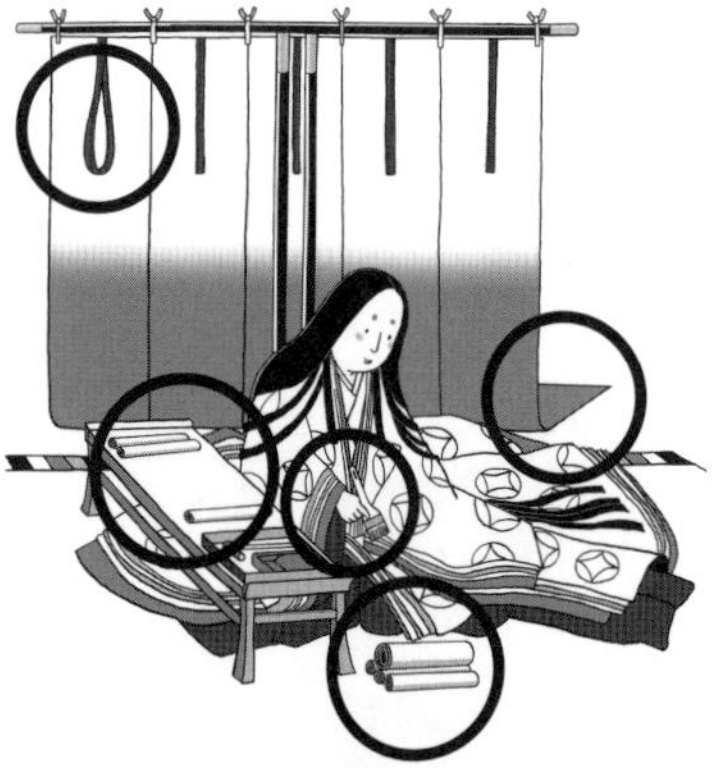

p76-77

❶九　❷十三　❸四　❹9　❺8　❻9
❼7　❽5　❾6

p80-81

❶あまのがわ ❷かたつむり ❸かぐやひめ ❹やじろべえ
❺ろてんぶろ ❻じゅうどう ❼もらいなき ❽ちからもち
❾しまもよう ❿ひとめぼれ ⓫とおまわり ⓬ますかっと
⓭めだまやき ⓮みせいねん ⓯やつあたり ⓰でんちゅう
⓱なかなおり ⓲はれすがた ⓳むじんとう ⓴しょうぐん
㉑きゅうけい

p88

❶一期一会　❷以心伝心　❸十人十色
❹二束三文　❺起死回生　❻大安吉日
❼一朝一夕　❽八方美人

p89

❶右往左往　❷前代未聞　❸前途洋洋
❹手前味噌　❺電光石火　❻初志貫徹
❼質実剛健　❽時期尚早

p92-93

❶

のぎく	のはか	かくの	
ぎくは	かのく	ぎかは	**のくぎ**
かぎく	**のくぎ**	**ぎくは**	くはの
のかは	くのは	はのか	かのぎ

❷

♥◇♠	**♧♠◇**	♠◇♥	◇♠♥
◇♠♧	**♠♥◇**	♥♠◇	♧♥◇
♠♧◇	◇♧♠	♧◇♥	◇♧♥
♠♥◇	♥♧◇	**♧♠◇**	♠♥♧

❸

ドミソ	ミソラ	ミファソ	ソラシ
レミファ	ドソミ	**ソレミ**	ミソド
シラソ	ファミレ	ラソシ	**ミレファ**
ソレミ	ソシラ	ドファシ	ファレミ
ミシラ	**ミレファ**	ファラシ	ドレラ

❹

月火金	火月日	金月日	火金水
土木月	**水火金**	日月水	水金火
水金火	火日金	**土月木**	金日月
金水火	月土木	金木土	木火金
金火水	日水金	火水金	**土月木**

p96

林	遠	藤	幸	宇	夫	**壺**	**井**	**栄**	原
大	**石**	**漱**	**目**	**夏**	治	松	崎	谷	池
森	坂	円	愛	**島**	国	風	晶	郎	**木**
鷗	野	**介**	真	**崎**	**治**	**宰**	**太**	内	**啄**
外	木	**之**	戸	**藤**	一	馬	浦	泉	**川**
理	葉	**龍**	英	**村**	安	太	庭	**宮**	**石**
三	和	**川**	菊	与	中	瀬	田	**沢**	志
本	永	**芥**	佐	**川**	**端**	**康**	**成**	**賢**	藤
代	村	上	尾	小	文	豊	清	**治**	江
井	司	**葉**	**一**	**口**	**樋**	由	北	吉	高

p97

備	整	**理**	整	**端**	**半**	**途**	**中**	正	厳
実	一	**路**	雨	物	動	食	間	真	**門**
真	石	**整**	耕	編	文	**化**	地	正	**外**
評	二	**然**	青	集	水	**万**	思	可	**不**
績	**空**	**前**	**絶**	**後**	紫	**変**	具	来	**出**
成	理	造	**鋭**	明	山	**千**	海	客	総
晩	空	人	**気**	断	**単**	**刀**	**直**	**入**	挙
器	金	料	**進**	猛	突	三	転	千	両
大	棒	小	**新**	半	白	**面**	**満**	**意**	**得**
三	束	**二**	**人**	**三**	**脚**	記	優	柔	不

PART2の答え

p100-101

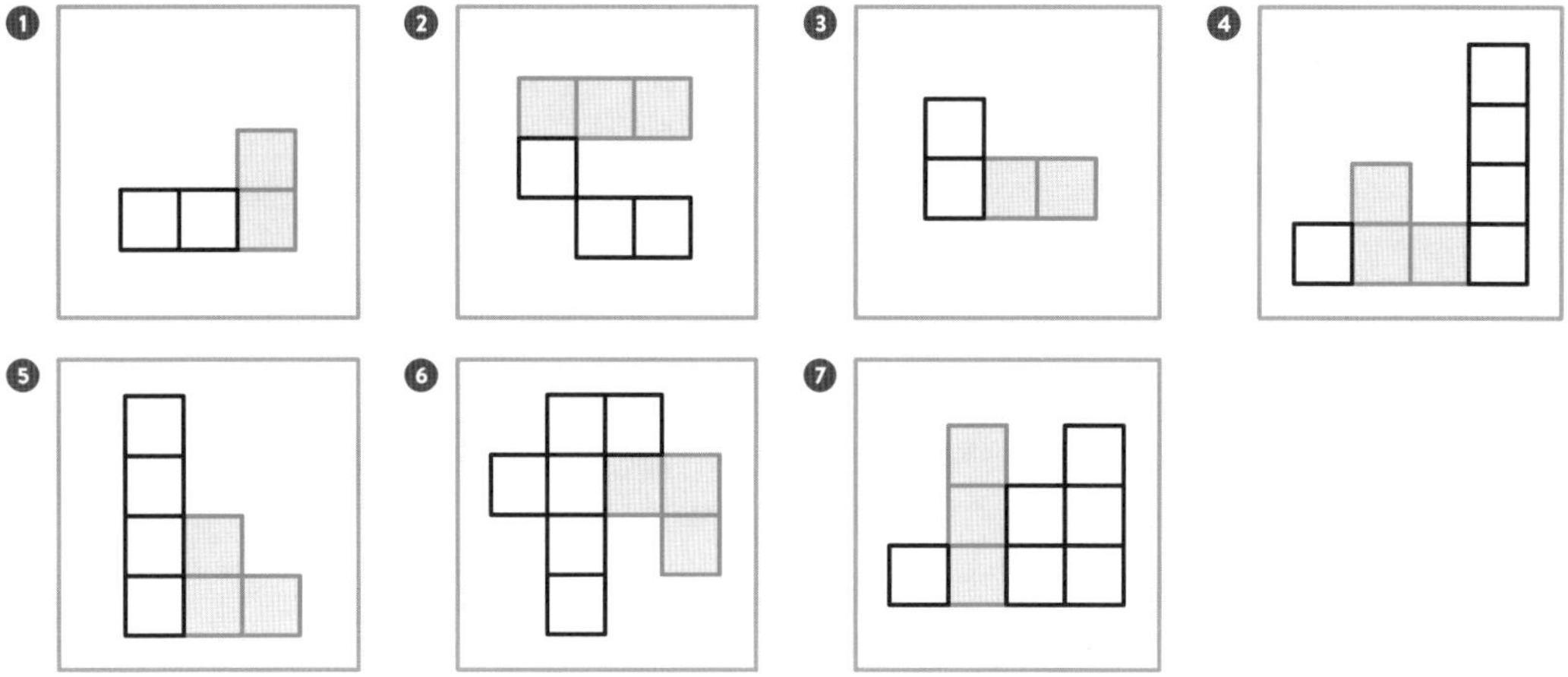

p104

こ	む	ぎ	い	ろ		お
ふ	み		ち		き	く
き		み	や	げ	も	の
い	も	り		き		ほ
も	も	ん	が		い	そ
	ひ		た	し	な	み
れ	き	だ	い		か	ち

1 み　2 も　3 い　4 き　5 ち

p105

❶ ものはためし　❷ ぬれてであわ
❸ やぶからぼう　❹ むしのしらせ
❺ はだかいっかん
❻ たかみのけんぶつ

p108-109

❶ 9　❷ 6　❸ 3　❹ 5
❺ 12　❻ 11　❼ 8　❽ 4
❾ 7　❿ 4　⓫ 4　⓬ 1

PART3

情景を浮かべて読む

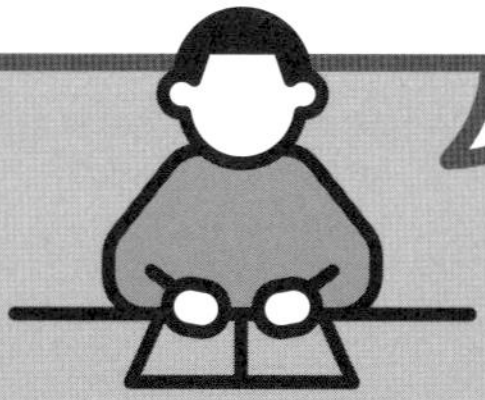

懐かしい作品や、情景がわかりやすい文章を用意しました。
感情をこめ、情景を想像しながら読みましょう。
昔を思い出すことも脳トレになります。

次の文章を、情景を思い浮かべながら、2回読みましょう。

俳句《はいく》

柿《かき》くへ《え》ば鐘《かね》が鳴《な》るなり法隆寺《ほうりゅうじ》（正岡子規《まさおかしき》）

とどまればあたりにふゆる蜻蛉《とんぼ》かな（中村汀女《なかむらていじょ》）

遠山《とおやま》に日《ひ》の当《あた》りたる枯野《かれの》かな（高浜虚子《たかはまきょし》）

菜《な》の花《はな》や月《つき》は東《ひがし》に日《ひ》は西《にし》に（与謝蕪村《よさぶそん》）

む《う》まさ《そ》うな雪《ゆき》がふうは《わ》りふは《わ》りかな（小林一茶《こばやしいっさ》）

目《め》には青葉《あおば》山《やま》ほととぎす初鰹《はつがつお》（山口素堂《やまぐちそどう》）

雪《ゆき》どけの中《なか》にしだるる柳《やなぎ》かな（芥《あくた》川《がわ》龍《りゅう》之《の》介《すけ》）

朝《あさ》顔《がお》に釣《つる》瓶《べ》とられてもらひ《い》水《みず》（加《か》賀《がの》千《ち》代《よ》女《じょ》）

赤《あか》い椿《つばき》白《しろ》い椿《つばき》と落《お》ちにけり（河《かわ》東《ひがし》碧《へき》梧《ご》桐《とう》）

ゆさゆさと大《おお》枝《えだ》ゆるる桜《さくら》かな（村《むら》上《かみ》鬼《き》城《じょう》）

蟬《せみ》鳴《な》くや日《ひ》落《お》ちてしばし燃《も》ゆる雲《くも》（石《いし》島《じま》雉《き》子《じ》郎《ろう》）

鹿《しか》の足《あし》よろめき細《ほそ》し草《くさ》紅葉《もみじ》（西《にし》山《やま》泊《はく》雲《うん》）

傘《かさ》ささぬ人《ひと》のゆききや春《はる》の雨《あめ》（永《なが》井《い》荷《か》風《ふう》）

想起力アップ!

漢字

かきとり

といた日

□にあてはまる漢字を入れて、俳句を完成させましょう。

→答えは158ページ

1 □《かき》くへ《え》ば□《かね》が□《な》るなり法隆寺《ほうりゅうじ》（正岡子規《まさおかしき》）

2 □《とお》□《やま》に日《ひ》の当《あた》りたる□《かれ》□《の》かな（高浜虚子《たかはまきょし》）

3 赤《あか》い□《つばき》白《しろ》い□《つばき》と落《お》ちにけり（河東碧梧桐《かわひがしへきごとう》）

4 ゆさゆさと□《おお》□《えだ》ゆるる□《さくら》かな（村上鬼城《むらかみきじょう》）

5 筍《たけのこ》や思《おも》ひがけなき□《かき》□《ね》より（夏目漱石《なつめそうせき》）

6 □《あら》□《うみ》や□《さ》□《ど》によこたふ《とう》天河《あまのがわ》（松尾芭蕉《まつおばしょう》）

7
山《やま》の色《いろ》□《つ》り上《あ》げし□《あゆ》に動《うご》くかな（原石鼎《はらせきてい》）

8
□《けい》□《りゅう》に雲《くも》のただよふ《う》今朝《けさ》の秋《あき》（飯田蛇笏《いいだだこつ》）

9
くたびれて□《やど》かるころや□《ふじ》の花《はな》（松尾芭蕉《まつおばしょう》）

10
□《ふん》□《すい》のしぶけり四方《よも》に□《かぜ》の街《まち》（石田波郷《いしだはきょう》）

11
ぬかるみに□《げ》□《た》とられけり□《とり》の市《いち》（高橋淡路女《たかはしあわじじょ》）

12
□《にじ》を□《み》て思《おも》ひ《い》思《おも》ひ《い》に□《うつく》しき（高浜虚子《たかはまきょし》）

13
ひと□《いろ》の□《の》□《ぎく》でしまふ《う》心《こころ》こそ（加賀千代女《かがのちよじょ》）

14
□《あさ》□《がお》や□《いち》□《りん》深《ふか》き淵《ふち》の色《いろ》（与謝蕪村《よさぶそん》）

次の文章を、情景を思い浮かべながら、2回読みましょう。

この道《みち》

（童謡《どうよう》・唱歌《しょうか》）　北原白秋《きたはらはくしゅう》

この道《みち》は　いつか来《き》た道《みち》
ああ　そうだよ
あかしやの花《はな》が咲《さ》いてる
あの丘《おか》は　いつか見《み》た丘《おか》
ああ　そうだよ
ほら　白《しろ》い時《と》計《けい》台《だい》だよ

この道《みち》は　いつか来《き》た道《みち》
ああ　そうだよ
お母様《かあさま》と　馬車《ばしゃ》で行《い》ったよ
あの雲《くも》も　いつか見《み》た雲《くも》
ああ　そうだよ
山査子《さんざし》の　枝《えだ》も垂《た》れてる

絵カードを裏返す

といた日　／

表と裏にそれぞれ絵が描かれたカードを
【見本】のように重ねて置きました。
これを裏返してみたとき、
A～Dのどれになるでしょうか。

→答えは158ページ

例

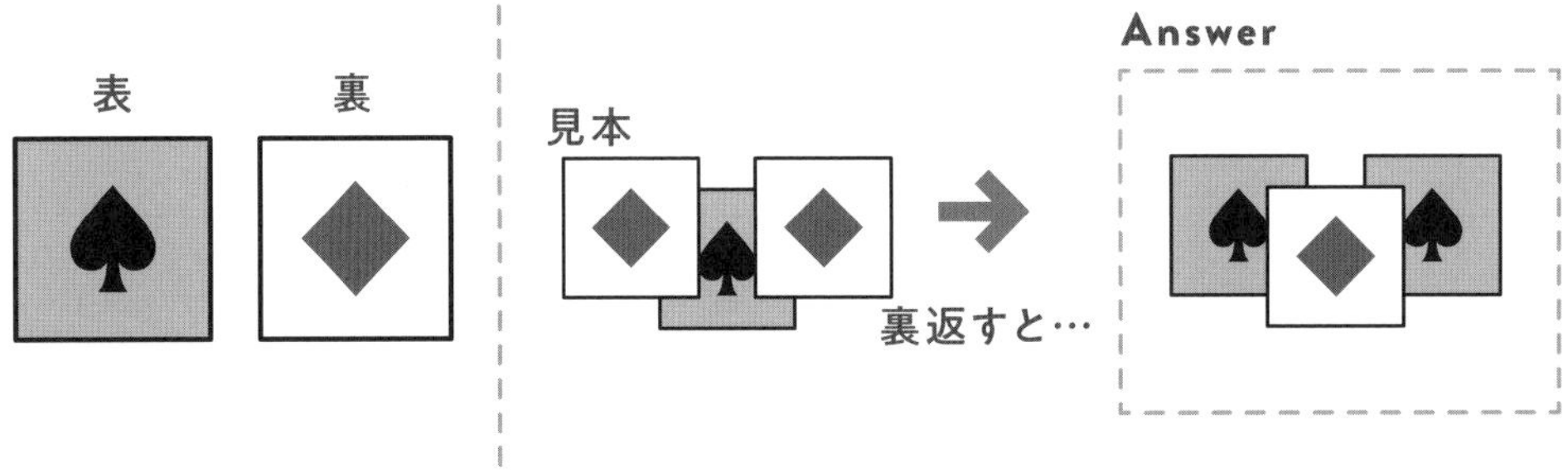
表
裏
見本
裏返すと…
Answer

1

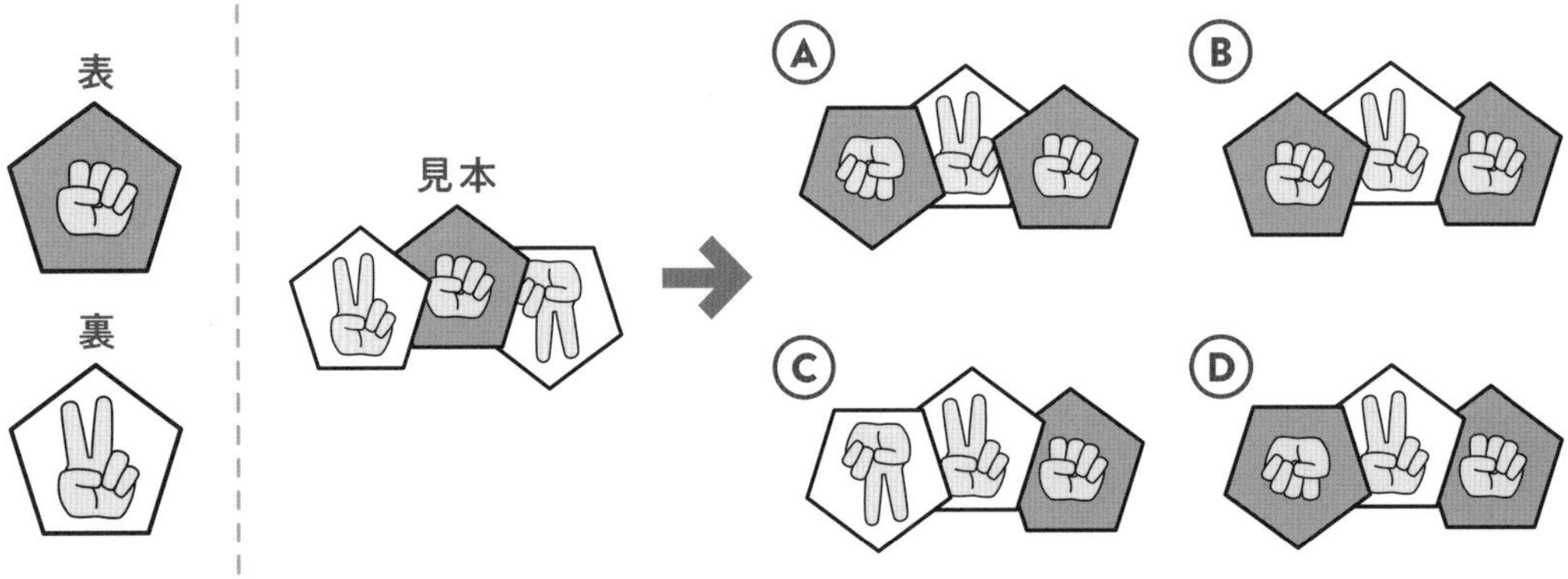
表
裏
見本
A
B
C
D

2

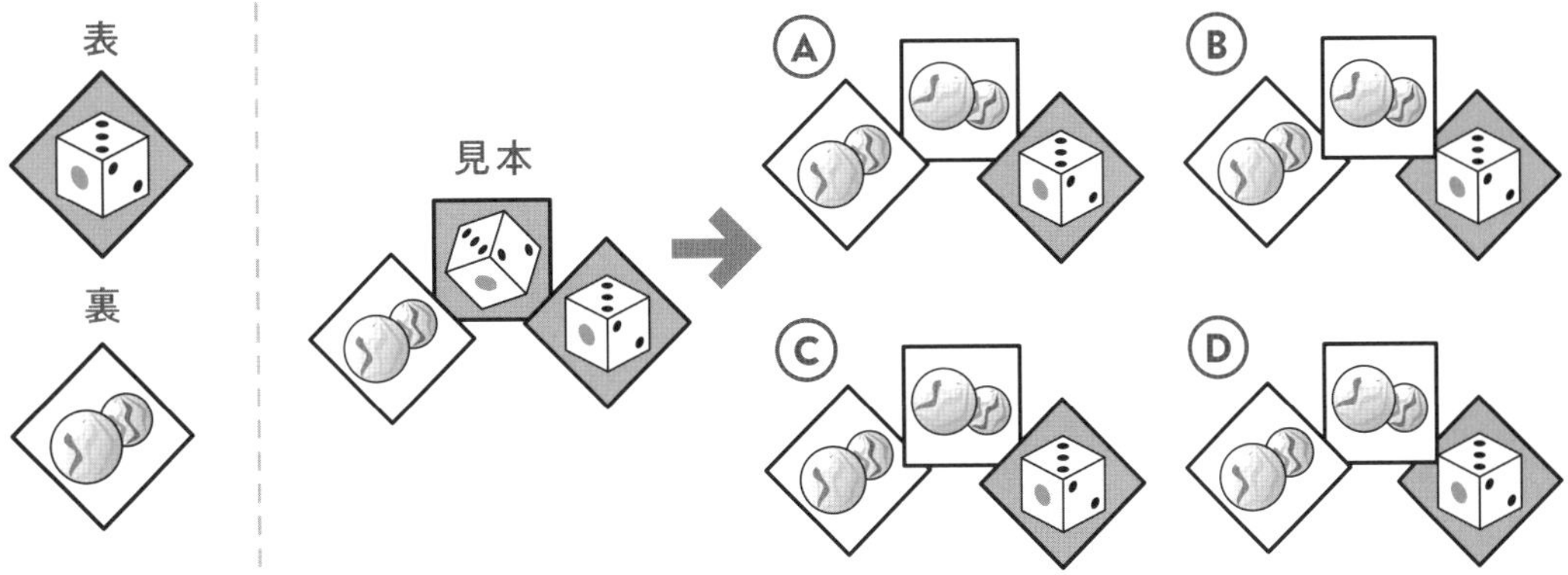

3

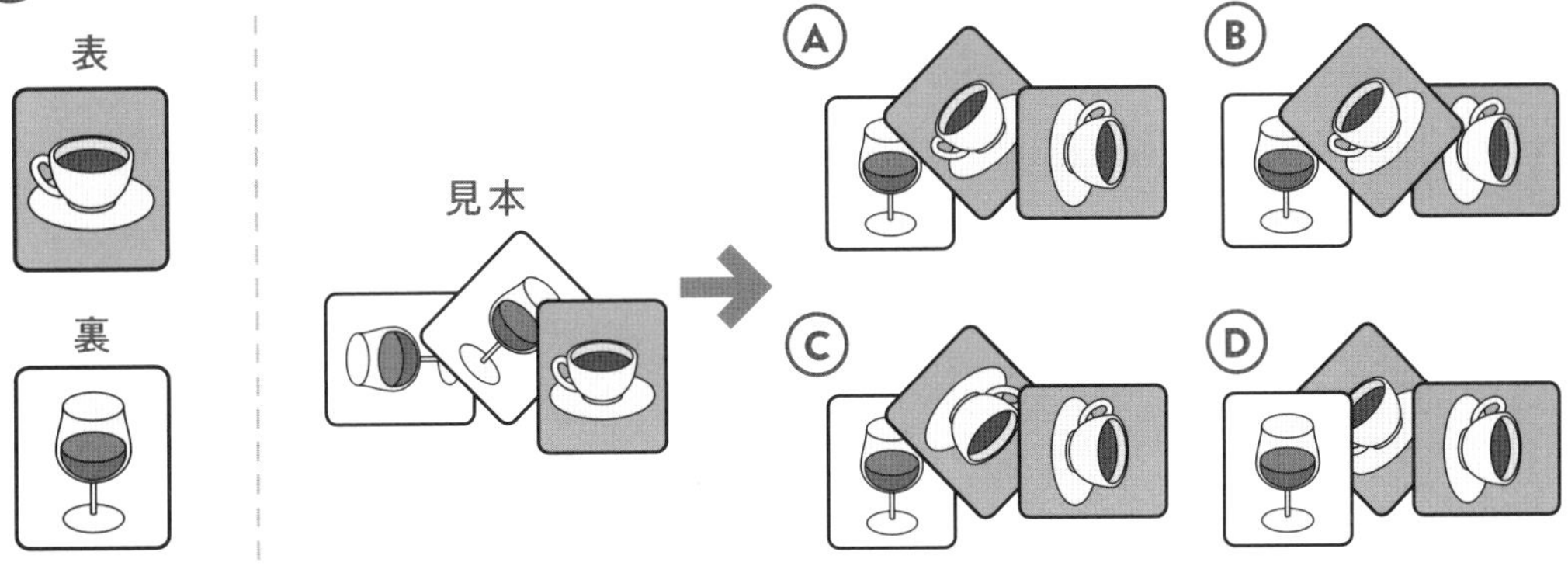

4

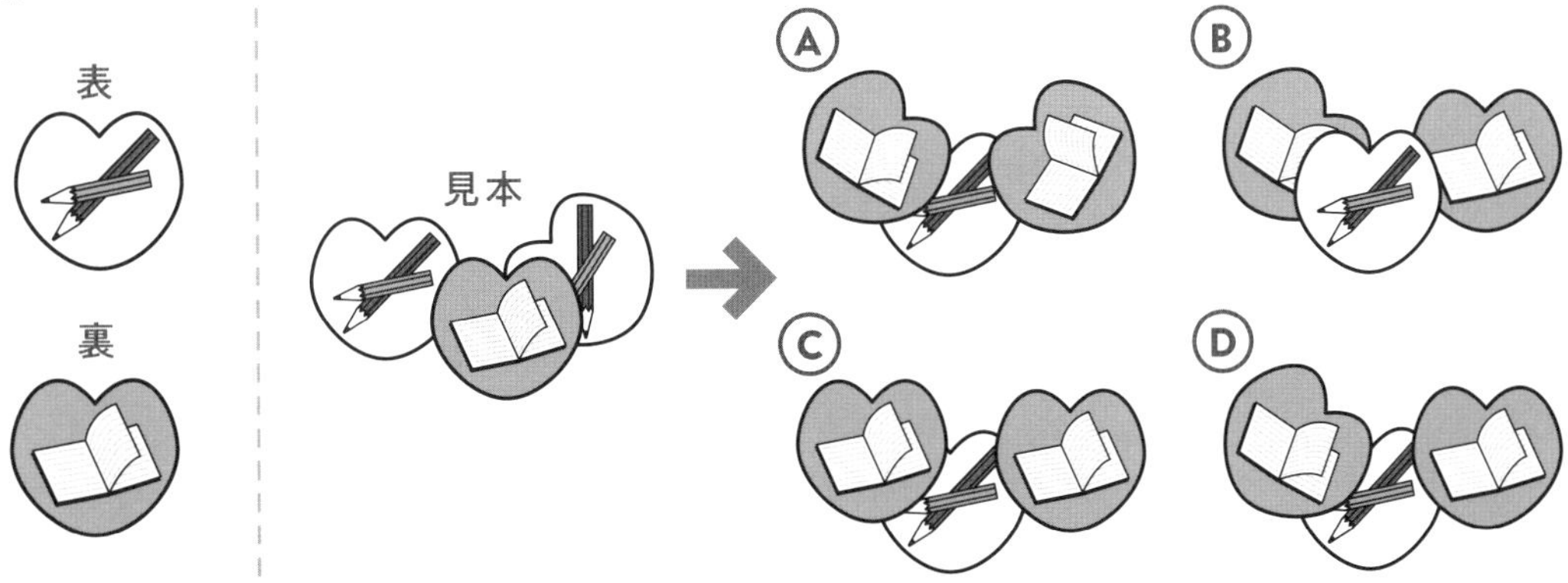

次の文章を、情景を思い浮かべながら、2回読みましょう。

金《こん》色《じき》夜《や》叉《しゃ》

尾崎紅葉《おざきこうよう》

四辺《あたり》に往来《ゆきき》のあるにあらねば、二人《ふたり》の姿《すがた》は忽《たちま》ち彼《かれ》の目《め》に入《い》りぬ。一人《ひとり》は畔柳《くろやなぎ》の娘《むすめ》なりとは疾《と》く知《し》られけれど、顔打背《かおうちそむ》けたる貴婦人《きふじん》の眩《まばゆ》く着飾《きかざ》りたるは、子《し》爵家《しゃくけ》の客《きゃく》なるべしと纔《わづか》に察《さっ》せらるゝ《る》のみ。互《たがい》に歩《あゆ》み寄《よ》りて一間《いっけん》ばかりに近《ちかづ》けば、貫一《かんいち》は静緒《しずお》に向《むかい》ひて慇《いん》懃《ぎん》に礼《れい》するを、宮《みや》は傍《かたわら》に能《あたう》ふ限《かぎり》は身《み》を窄《すぼ》めて密《ひそか》に流眄《ながしめ》を凝《こら》したり。其《そ》の面《おもて》の色《いろ》は惨《さん》として夕顔《ゆうがお》の花《はな》に宵月《よいづき》の映《うつろ》へ《え》る如《ごと》く、其《そ》の冷《ひややか》なるべきも幾《ほとほ》と、相似《あいに》たりと見《み》えぬ。脚《あし》は打顫《うちふる》ひ《い》打顫《うちふる》ひ《い》、胸《むね》は今《いま》にも裂《さ》けぬべく轟《とどろ》くを、覚《さと》られじとすれば猶打顫《なほうちふる》ひ《い》猶轟《なおとどろ》きて、貫一《かんいち》が面影《おもかげ》の目《め》に沁《し》むばかり見《み》ゆる外《ほか》は、生《い》きたりとも死《し》にたりとも自《みずか》ら分《わ》かぬ心地《ここち》してき。貫一《かんいち》は帽《ぼう》を打着《うちき》て行過《ゆきす》ぎんとする際《きわ》に、ふと目《め》鞘《ざや》の走《はし》りて、館《やかた》の賓《まろうど》なる貴婦人《きふじん》を一瞥《いちべつ》せり。端無《はしな》くも相互《たがい》の面《おもて》は合《あ》へ《え》り。宮《みや》なるよ！　姦婦《かんぷ》なるよ！　銅《どう》臭《しゅう》の肉蒲団《にくぶとん》なるよ！　と且《かつ》は驚《おどろ》き、且《かつ》は憤《いきどお》り、はたと睨《ね》めて動《うご》かざる眼《まなこ》には見《み》る見《み》る涙《なみだ》を湛《たた》へ《え》て、唯《ただ》一攫《ひとつかみ》にもせまほしく肉《にく》の躍《おど》るを推怺《おしこら》へ《え》つゝ《つ》、窃《ひそか》に歯《は》咬《がみ》をなしたり。

想起力アップ!

ナンバークロスワード

といた日

入っている文字をヒントに、マス目を埋め言葉を作りましょう。同じ番号のマスには、同じひらがなが入ります。

→答えは158ページ

こ	め	だ	わ	3	■	5
2	■	4	6	■	6	ち
じ	1	■	ば	3	1	6
6	■	さ	3	4	ね	2
や	け	4	■	と	5	■
し	2	せ	1	■	ど	6
ゃ	■	4	ぶ	に	2	ぐ

想起力アップ!

サークルシークワーズ

といた日

55ページの例のように、空欄にひらがなを入れて、ことわざや慣用句を作りましょう。矢印の方向に気をつけてください。

→答えは158ページ

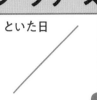

1 ここがいちばん!

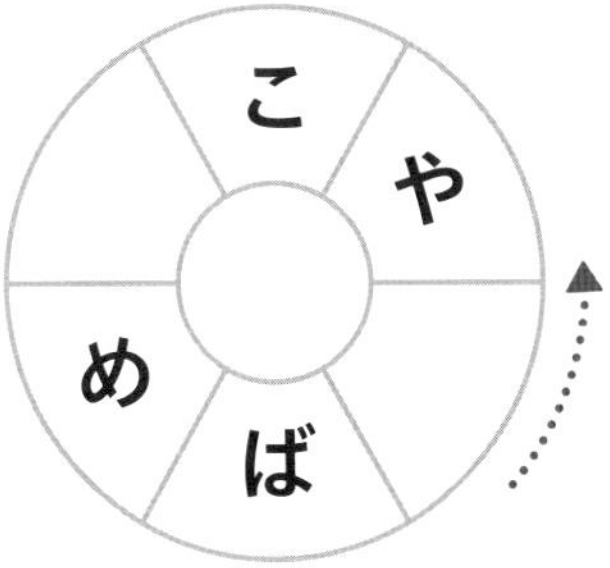

2 ためらわずにすぐ!

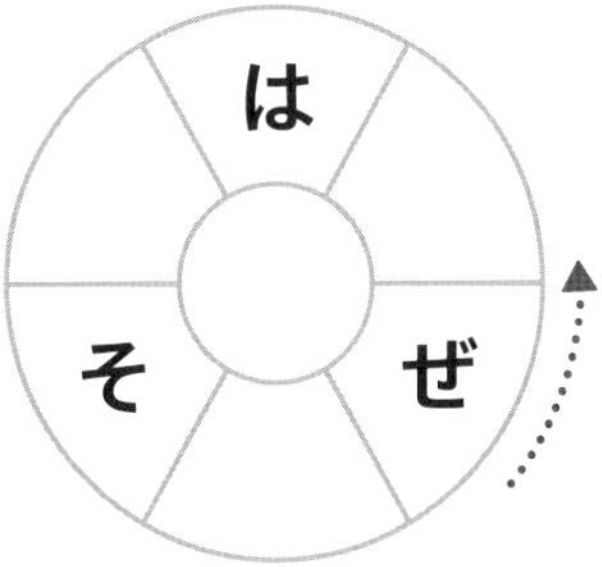

3 それって価値ある?

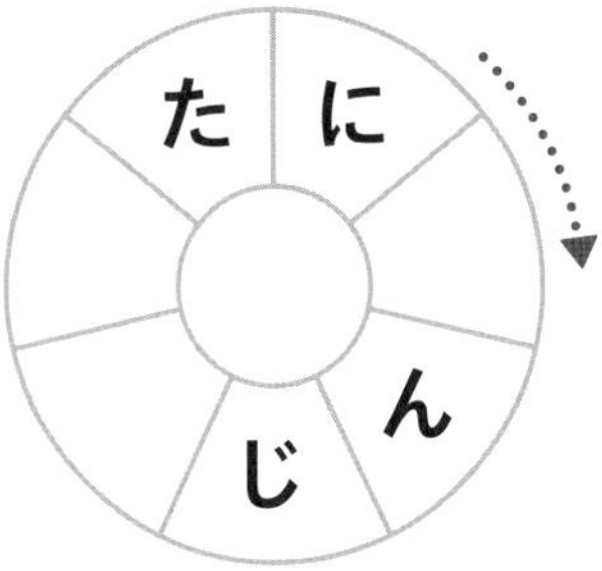

4 比較になりません

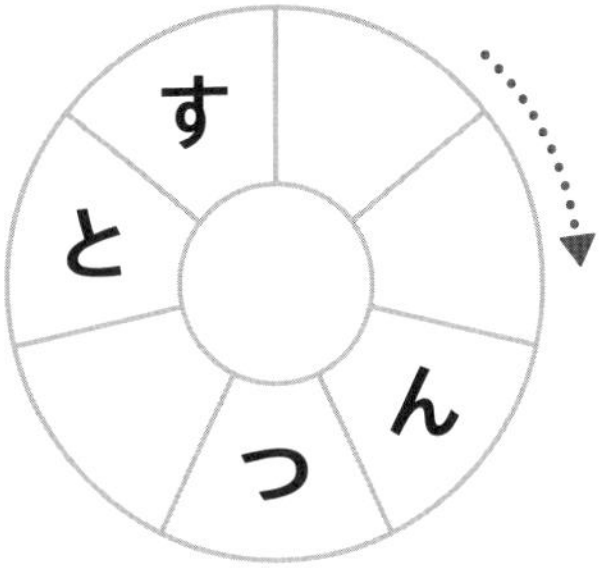

5 そんな露骨に…

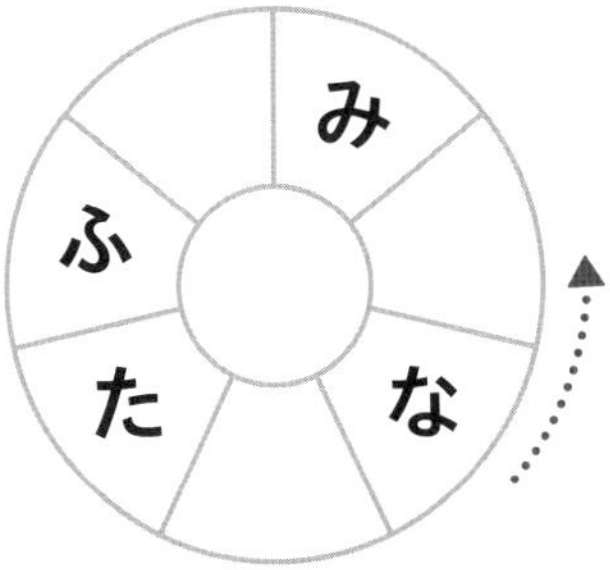

6 心の持ち方しだい?

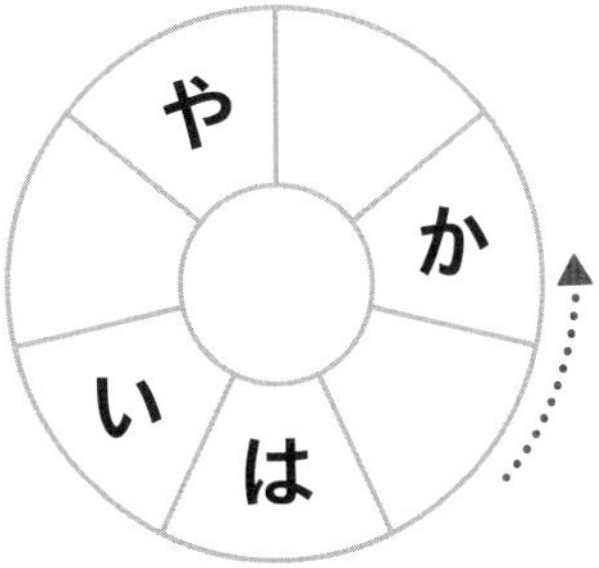

次の文章を、情景を思い浮かべながら、2回読みましょう。

椰《や》子《し》の実《み》

島崎藤村《しまざきとうそん》

名《な》も知《し》らぬ遠《とお》き島《しま》より
流《なが》れ寄《よ》る椰《や》子《し》の実《み》一《ひと》つ

故《ふる》郷《さと》の岸《きし》を離《はな》れて
汝《なれ》はそも波《なみ》に幾《いく》月《つき》

旧《もと》の樹《き》は生《お》ひ《い》や茂《しげ》れる
枝《えだ》はなほ《お》影《かげ》をやなせる

われもまた渚《なぎさ》を枕《まくら》
孤《ひとり》身《み》の浮《うき》寝《ね》の旅《たび》ぞ

実《み》をとりて胸《むね》にあつれば
新《あらた》なり流《りゅう》離《り》の憂《うれい》
海《うみ》の日《ひ》の沈《しず》むを見《み》れば
激《たぎ》り落《お》つ異《い》郷《きょう》の涙《なみだ》
思《おも》ひ《い》やる八《や》重《え》の潮《しお》々《じお》
いづ《ず》れの日《ひ》にか国《くに》に帰《かえ》らむ《ん》

ワーキングメモリアップ!

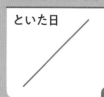

足りない数字計算

といた日

76ページのように、
一～十または1～10の数字の中で、
一つだけ足りない数字を見つけ、その数字で
計算します。メモをしたり、指を折ったりせずに
暗算しましょう。

→答えは158ページ

❶

一	四	八
三	六	十
五	七	九

＋

十	九	六
二	五	八
四	三	一

＝ Answer

❷

五	十	一
四	九	三
二	六	七

－

一	四	八
二	三	十
五	七	九

＝ Answer

❸

1	6	3
10	2	8
5	9	4

＋

6	3	7
2	5	10
8	1	9

＝ Answer

❹

7	二	十
四	五	1
三	6	八

－

二	4	九
1	三	十
六	八	7

＝ Answer

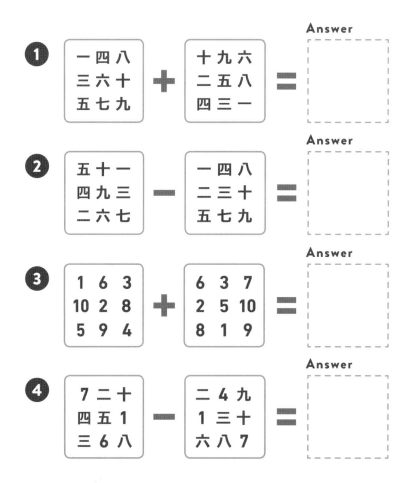

5

五	2	八		四	六	1			Answer
七	十	1	+	8	五	七	=		
9	三	六		十	九	2			

6

一	8	二		一	十	9		3	七	八			Answer
十	四	6	+	5	二	八	+	四	九	10	=		
3	七	九		六	7	四		六	1	五			

7

一	10	四		二	4	一		2	五	六			Answer
六	八	2	+	9	五	七	+	八	三	1	=		
7	九	三		十	8	六		九	10	四			

8

一	6	十		十	七	1		6	二	一			Answer
二	七	4	+	4	五	三	−	十	四	3	=		
九	5	八		8	二	九		九	7	八			

9

四	3	七		3	二	九		八	二	7			Answer
6	十	一	−	一	七	10	−	四	1	九	=		
二	5	八		4	五	八		6	十	五			

10

三	2	一		一	8	四		2	六	九			Answer
六	四	8	−	五	六	2	+	一	7	十	=		
9	五	七		九	7	十		五	三	8			

次の文章を、情景を思い浮かべながら、2回読みましょう。

故《こ》事《じ》成《せい》語《ご》

五《ご》十《じっ》歩《ぽ》百《ひゃっ》歩《ぽ》

孟子《もうし》対《こた》へて曰《いわ》く、

「王《おう》戦《たたか》ひを好《この》む。請《こ》ふ戦《たたか》ひを以《もっ》て喩《たと》へん。塡然《てんぜん》として鼓《こ》し、兵刃《へいじん》既《すで》に接《せっ》す。甲《こう》を棄《す》てて兵《へい》を曳《ひ》きて走《はし》る。或《ある》いは百歩《ひゃっぽ》にして後《のち》に止《とど》まり、或《ある》いは五十歩《ごじっぽ》にして後《のち》に止《とど》まる。五十歩《ごじっぽ》を以《もっ》て百歩《ひゃっぽ》を笑《わら》はば、則《すなわ》ち何如《いかん》。」

と。

王《おう》曰《いわ》く、

「不可《ふか》なり。直《た》だ百歩《ひゃっぽ》ならざるのみ。是《これ》も亦《また》走《はし》るなり。」と。

虎《とら》の威《い》を借《か》る

虎《とら》百獣《ひゃくじゅう》を求《もと》めて之《これ》を食《く》らふ《う》。狐《きつね》を得《う》るに、

狐《きつね》曰《い》はく《わ》、

「子《し》敢《あ》へ《え》て我《われ》を食《く》らふ《う》無《な》かれ。天帝《てんてい》我《われ》をして百獣《ひゃくじゅう》に長《ちょう》たらしむ。今《いま》、子《し》我《われ》を食《く》らはば《わ》、是《こ》れ天帝《てんてい》の命《めい》に逆《さか》らふ《う》なり。子《し》我《われ》を以《も》つ《っ》て信《しん》ならずと為《な》さば、吾《われ》子《し》の為《ため》に先行《せんこう》せん。子《し》我《わ》が後《あと》に随《したが》ひ《い》て観《み》よ。百獣《ひゃくじゅう》の我《われ》を見《み》て敢《あ》へ《え》て走《はし》らざらんや。」と。

虎《とら》以《も》つ《っ》て然《しか》りと為《な》す。故《ゆえ》に遂《つい》に之《これ》と行《い》く。獣《けもの》之《これ》を見《み》て、皆《みな》走《はし》る。虎《とら》獣《けもの》の己《おのれ》を畏《おそ》れて走《はし》るを知《し》らざるなり。以《も》つ《っ》て狐《きつね》を畏《おそ》ると為《な》すなり。

想起力アップ！

漢字の読み

といた日　／

故事成語にちなんだ、次の　　部の漢字の読みを書きましょう。

→答えは158ページ

1 切磋琢磨

2 虎の威を借る狐

3 漁夫の利

4 蛍雪の功

5 画竜点睛

6 逆鱗に触れる

7 蛇足

8 矛盾

9 塞翁が馬

10 五十歩百歩

11 登竜門

⑫ 四面楚歌

⑬ 竜頭蛇尾

⑭ 大器晩成

⑮ 他山の石

⑯ 牛耳を執る

⑰ 臥薪嘗胆

⑱ 一炊の夢

⑲ 窮鼠猫を噛む

⑳ 紅一点

㉑ 五里霧中

㉒ 断腸

㉓ 杜撰

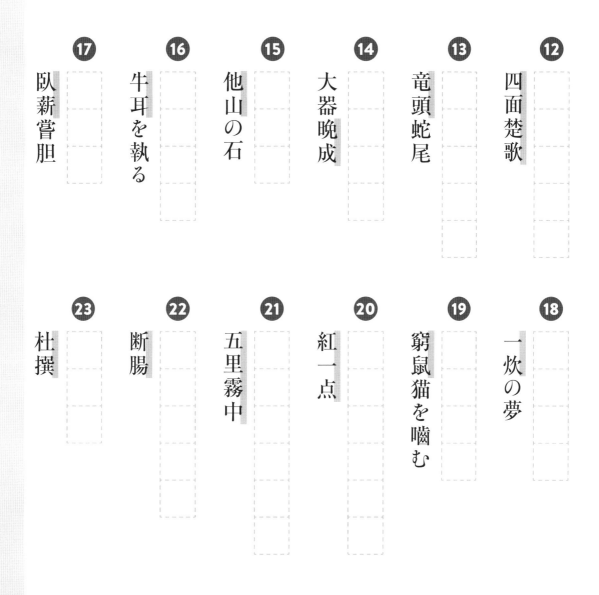

次の文章を、情景を思い浮かべながら、2回読みましょう。

ちいさい秋《あき》みつけた

サトウハチロー

誰《だれ》かさんが　誰《だれ》かさんが
誰《だれ》かさんが　みつけた
ちいさい秋《あき》　ちいさい秋《あき》
ちいさい秋《あき》　みつけた

めかくし鬼《おに》さん　手《て》のなる方《ほう》へ
すましたお耳《みみ》に　かすかにしみた
よんでる口笛《くちぶえ》　もずの声《こえ》
ちいさい秋《あき》　ちいさい秋《あき》
ちいさい秋《あき》　みつけた

誰《だれ》かさんが　誰《だれ》かさんが
誰《だれ》かさんが　みつけた
ちいさい秋《あき》　ちいさい秋《あき》
ちいさい秋《あき》　みつけた

お部《へ》屋《や》は北《きた》向《む》き　くもりのガラス
うつろな目《め》の色《いろ》　とかしたミルク
わずかなすきから　秋《あき》の風《かぜ》
ちいさい秋《あき》　ちいさい秋《あき》
ちいさい秋《あき》　みつけた

間違いさがし

といた日　／

左右のイラストには違うところが7つあります。
探してイラストに○をつけましょう。

→答えは158ページ

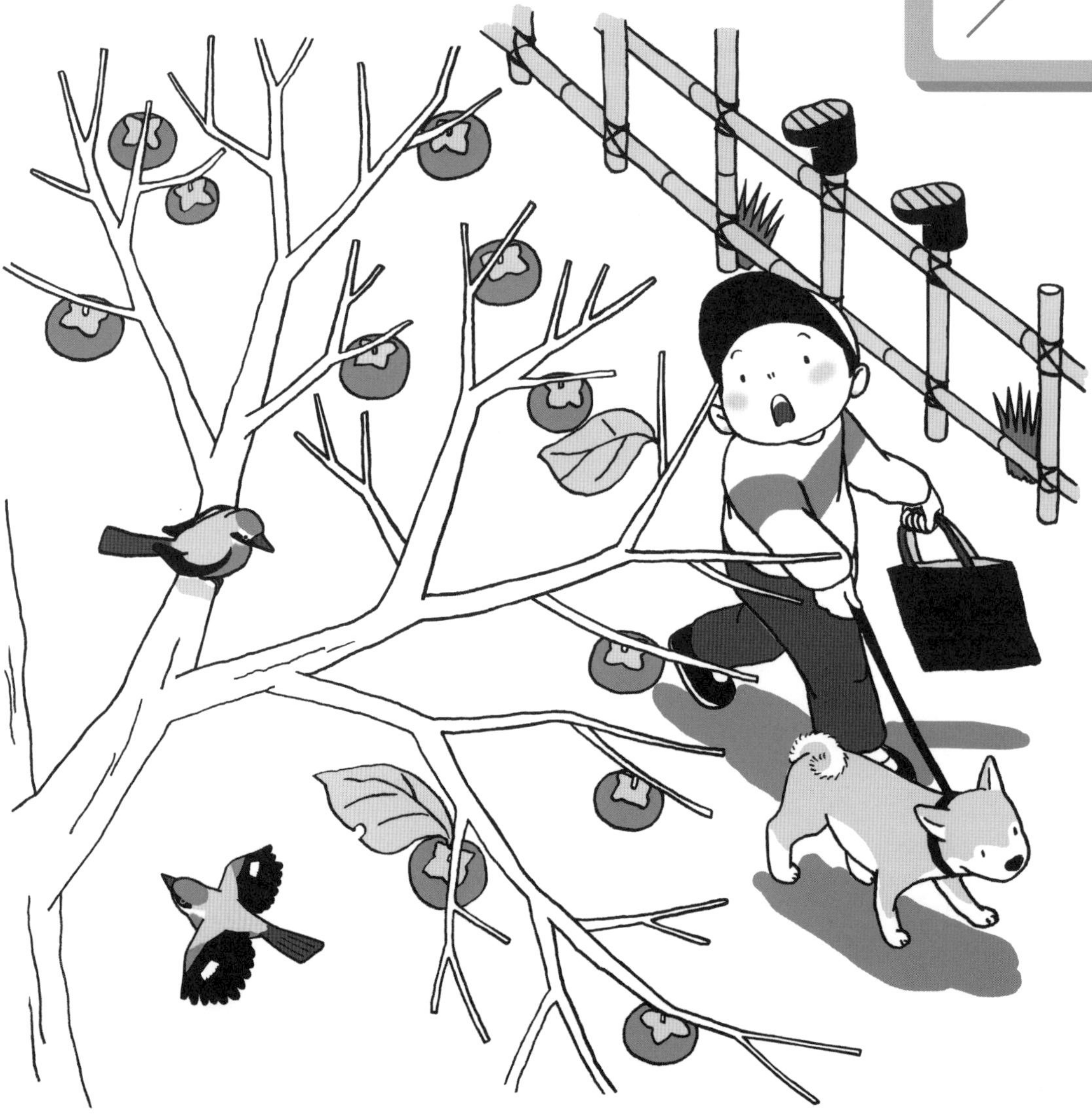

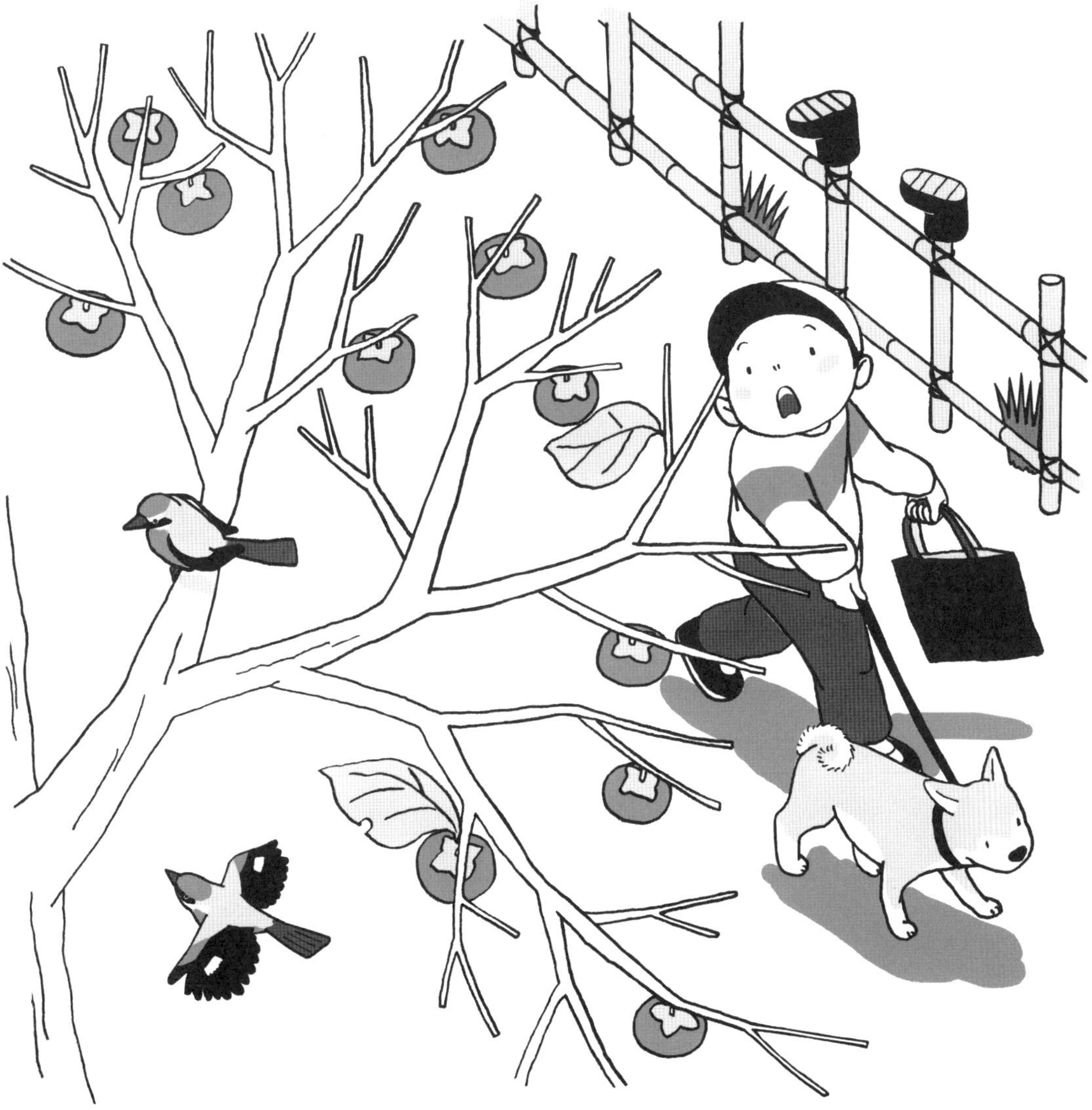

次の文章を、情景を思い浮かべながら、2回読みましょう。

平《へい》家《け》物《もの》語《がたり》

祇園精舎《ぎおんしょうじゃ》の鐘《かね》の声《こえ》、諸行無常《しょぎょうむじょう》の響《ひびき》あり。娑羅双樹《しゃらそうじゅ》の花《はな》の色《いろ》、盛者必衰《じょうしゃひっすい》の理《ことわり》をあらは《わ》す。おごれる人《ひと》も久《ひさ》しからず、唯春《ただはる》の夜《よ》の夢《ゆめ》のごとし。たけき者《もの》も遂《つい》にはほろびぬ、偏《ひとえ》に風《かぜ》の前《まえ》の塵《ちり》に同《おな》じ。

遠《とお》く異朝《いちょう》をとぶらへ《え》ば、秦《しん》の趙高《ちょうこう》、漢《かん》の王莽《おうもう》、梁《りょう》の朱异《しゅい》、唐《とう》の禄山《ろくさん》、是等《これら》は皆旧主先皇《みなきゅうしゅせんこう》の政《まつりごと》にもしたがは《わ》ず、楽《たの》しみをきは《わ》め諫《いさめ》をも思《おも》ひ《い》いれず、天下《てんか》のみだれむ《ん》事《こと》をさとらずして、民間《みんかん》の愁《うれ》ふ《う》る所《ところ》を知《し》らざッしかば久《ひら》しからずして亡《ぼう》じにし者《もの》どもなり。近《ちか》く本朝《ほんちょう》をうかがふ《う》に、承平《じょうへい》の将門《まさかど》、天慶《てんぎょう》の純友《すみとも》、康和《こうわ》の義親《ぎしん》、平治《へいじ》の信頼《しんらい》、此等《これら》はおごれる心《こころ》もたけき事《こと》も皆《みな》とりどりにこそありしかども、まぢ《じ》かくは六波羅《ろくはら》の入道《にゅうどう》前太《さきのだい》政大臣《じょうだいじん》平朝臣《たいらのあっそん》清盛公《きよもりこう》と申《もう》し人《ひと》のありさま、伝《つた》へ《え》うけ給《たま》は《わ》るこそ、心《こころ》も詞《ことば》も及《およ》ばれね。

其《そ》の先祖《せんぞ》を尋《たず》ぬれば、桓武天皇第五《かんむてんのうだいご》の皇子《おうじ》、一品式《いっぽんしき》部卿葛原親王九代《ぶきょうかずらはらのしんのうくだい》の後胤《こういん》、讃岐守正盛《さぬきのかみまさもり》が孫《そん》、刑部卿忠《ぎょうぶきょうただ》盛朝臣《もりのあっそん》の嫡男《ちゃくなん》なり。彼《か》の親王《しんのう》の御子《みこ》高視《たかみ》の王《おう》、無官無《むかんむ》位《い》にしてうせ給《たま》ひ《い》ぬ。其《そ》の御子《おんこ》高望《たかもち》の王《おう》の時《とき》、始《はじ》めて平《たいら》の姓《しょう》を給《たま》はッ《わ》て、上総介《かずさのすけ》になり給《たま》ひ《い》しより、忽《たちま》ちに王氏《おうし》を出《い》でて人臣《じんしん》につらなる。

ナンバークロスワード

といた日

入っている文字をヒントに、マス目を埋め言葉を作りましょう。同じ番号のマスには、同じひらがなが入ります。

→答えは158ページ

4	せ	つ	■	び	ひ	5
け	■	ち	3	■	ょ	■
て	2	6	■	1	4	2
■	さ	ら	そ	4	2	ゆ
い	5	し	■	の	■	え
6	き	■	1	と	わ	3
ほ	5	ぎ	ま	3	■	ー

想起力アップ!

サークルシークワーズ

といた日

55ページの例のように、空欄にひらがなを入れて、ことわざや慣用句を作りましょう。矢印の方向に気をつけてください。

→答えは158ページ

❶ さすが専門家!

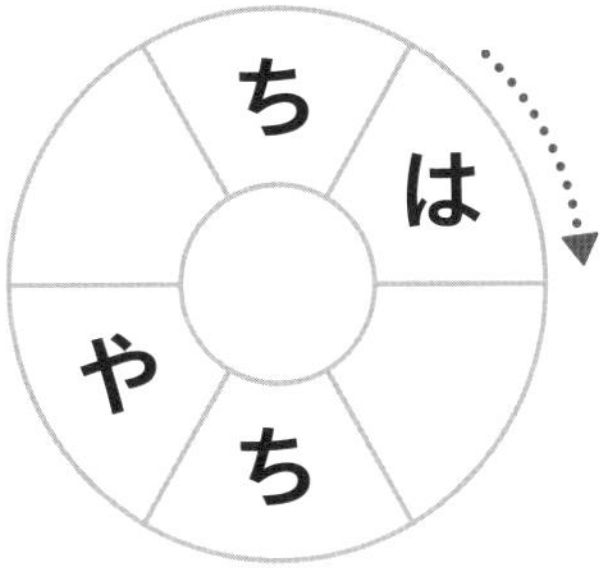

❷ あこがれの存在

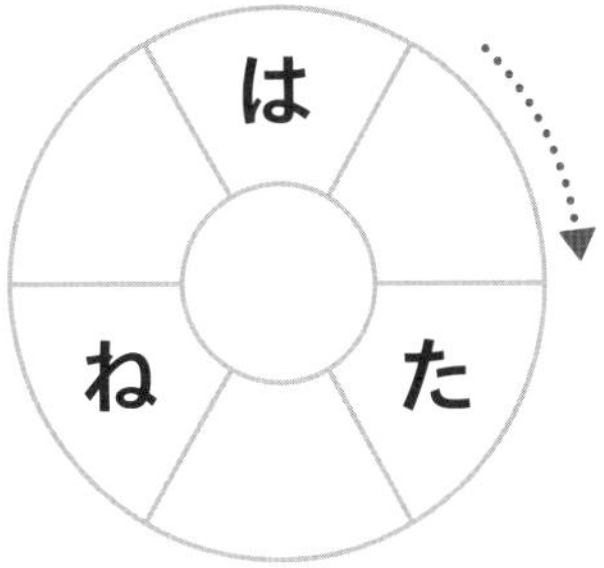

❸ なんと珍しい!

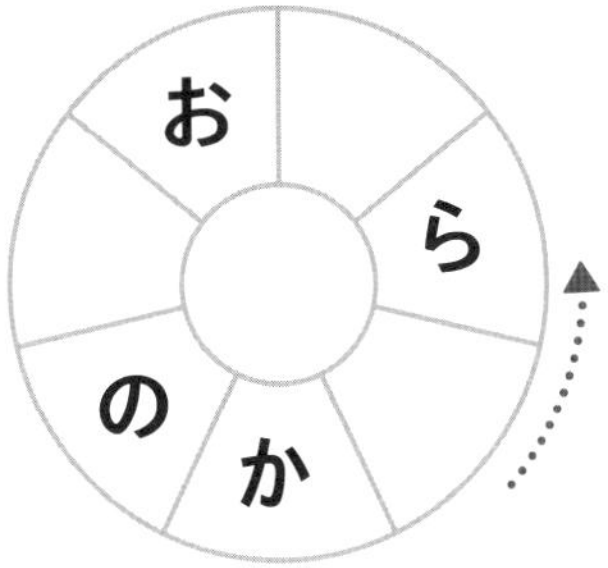

❹ 聞かないほうが…

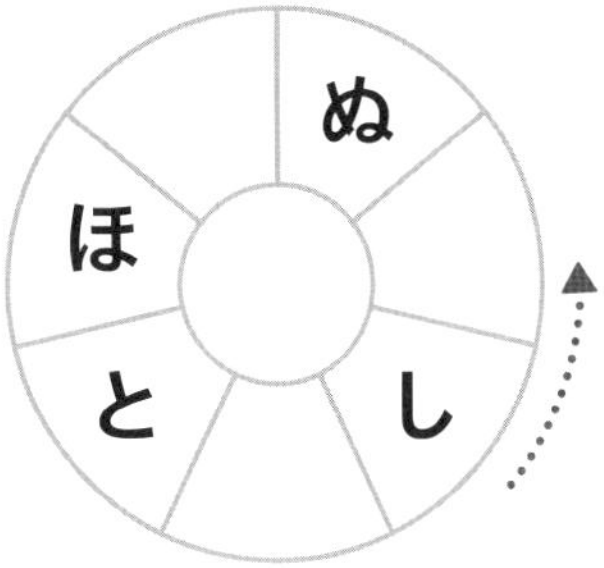

❺ 熱心だけど…

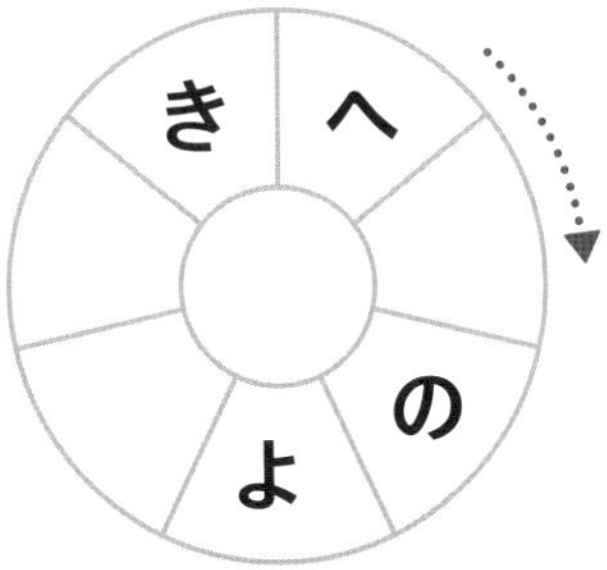

❻ すらすらと話します

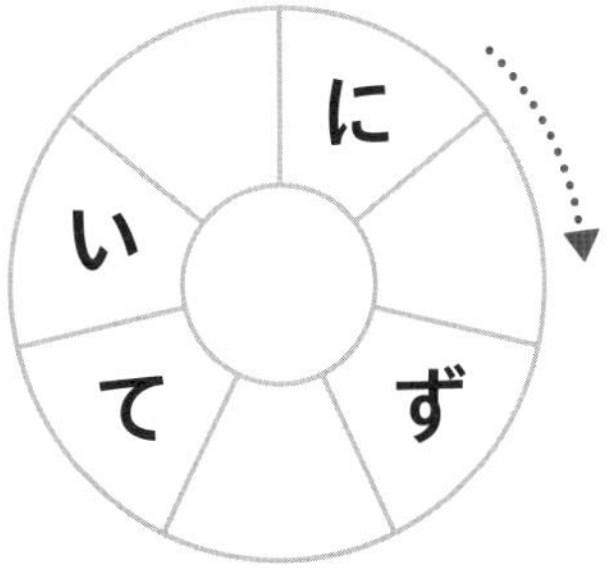

智《ち》恵《え》子《こ》抄《しょう》

高村光太郎《たかむらこうたろう》

千鳥《ちどり》と遊《あそ》ぶ智恵子《ちえこ》

人《ひと》つ《っ》子《こ》ひとり居《い》ない九十九里《くじゅうくり》の砂浜《すなはま》の
砂《すな》にすわつ《っ》て智恵子《ちえこ》は遊《あそ》ぶ。
無数《むすう》の友《とも》だちが智恵子《ちえこ》の名《な》をよぶ。
ちい、ちい、ちい、ちい、ちい――
砂《すな》に小《ちい》さな趾《あし》あとをつけて
千鳥《ちどり》が智恵子《ちえこ》に寄《よ》つ《っ》て来《く》る。
口《くち》の中《なか》でいつでも何《なに》か言《い》つ《っ》てる智恵子《ちえこ》が
両手《りょうて》をあげてよびかへ《え》す。

ちい、ちい、ちい——
両手《りょうて》の貝《かい》を千鳥《ちどり》がねだる。
智恵子《ちえこ》はそれをぱらぱら投《な》げる。
群《む》れ立《た》つ千鳥《ちどり》が智恵子《ちえこ》をよぶ。
ちい、ちい、ちい、ちい、ちい——
人間商売《にんげんしょうばい》さらりとやめて、
もう天然《てんねん》の向《む》こうへ行《い》つ《っ》てしまつ《っ》た智恵子《ちえこ》の
うしろ姿《すがた》がぽつんと見《み》える。
二丁《にちょう》も離《はな》れた防風林《ぼうふうりん》の夕日《ゆうひ》の中《なか》で
松《まつ》の花粉《かふん》をあびながら私《わたし》はいつまでも立《た》ち尽《つ》くす。

ペア探し

といた日

文字や記号が並んでいます。
それぞれ同じ並びのペアを2組見つけてください。

→答えは159ページ

1

ちえこ	しよう	ようし	
えこし	こしよ	ちこし	こちえ
しちえ	よちこ	うちえ	しこよ
ちこし	ちよこ	こしよ	ようこ

2

Σ β θ	Д щ Σ	ω β θ	Д ω β
β θ Д	θ Σ β	Σ Д ω	щ Σ Д
Σ ω β	β θ Σ	Д Σ щ	θ β Д
щ Σ Д	щ Σ θ	β θ Д	ω Σ Д

3

A B C	D E F	A B D	E B C
B A E	C B D	B F C	B C D
C D A	B A C	A E B	C D B
D E A	A B D	C D A	D F E
F A C	D A B	A D B	B C F

4

風 林 火	山 空 水	風 火 山	空 風 水
林 火 山	風 水 山	山 火 空	火 林 風
空 水 林	山 林 風	林 火 山	山 火 風
風 林 山	火 林 風	空 山 林	風 火 林
林 風 空	水 火 風	山 風 火	空 山 水

次の文章を、情景を思い浮かべながら、2回読みましょう。

雪《ゆき》国《ぐに》

川端康成《かわばたやすなり》

*国境《こっきょう》の山《やま》を北《きた》から登《のぼ》って、長《なが》いトンネルを通《とお》り抜《ぬ》けてみると、冬《ふゆ》の午後《ごご》の薄光《うすびか》りはその地中《ちちゅう》の闇《やみ》へ吸《す》い取《と》られてしまったかのように、また古《ふる》ぼけた汽車《きしゃ》は明《あか》るい殻《から》をトンネルに脱《ぬ》ぎ落《おと》して来《き》たかのように、もう峰《みね》と峰《みね》との重《かさ》なりの間《あいだ》から暮色《くれいろ》の立《た》ちはじめる山峡《さんきょう》を下《くだ》って行《い》くのだった。こちら側《がわ》にはまだ雪《ゆき》がなかった。流《なが》れに沿《そ》うてやがて広野《ひろの》に出《で》ると、頂上《ちょうじょう》は面白《おもしろ》く切《き》り刻《きざ》んだようで、そこからゆるやかに美《うつく》しい斜線《しゃせん》が遠《とお》い裾《すそ》まで伸《の》びている山《やま》の端《は》に月《つき》が色《いろ》づいた。野末《のずえ》にただ一《ひと》つの眺《なが》めである、その山《やま》の全《まった》き姿《すがた》を、淡《あわ》い夕映《ゆうばえ》の

*「くにざかい」とも読みます

空《そら》がくっきりと濃深《ふか》縹色《はなだいろ》に描《えが》き出《だ》した。月《つき》はもう白《しろ》くはないけれども、まだ薄色《うすいろ》で冬《ふゆ》の夜《よる》の冷《つめ》たい冴《さ》えはなかった。鳥《とり》一《いち》羽《わ》飛《と》ばぬ空《そら》であった。山《やま》の裾野《すその》が遮《さえぎ》るものもなく左右《さゆう》に広々《ひろびろ》と延《の》びて、河岸《かわぎし》へ届《とど》こうとするところに、水力電気《すいりょくでんき》らしい建物《たてもの》が真白《まっしろ》に立っていた。それは冬枯《ふゆがれ》の車窓《しゃそう》に暮《く》れ残《のこ》るものであった。

窓《まど》はスチイムの温気《おんき》に曇《くも》りはじめ、外《そと》を流《なが》れる野《の》のほの暗《ぐら》くなるにつれて、またしても乗客《じょうきゃく》がガラスへ半《なか》ば透明《とうめい》に写《うつ》るのだった。あの夕《ゆう》景色《げしき》の鏡《かがみ》の戯《たわむ》れであった。東海道線《とうかいどうせん》などとは別《べつ》の国《くに》の汽車《きしゃ》のように使《つか》い古《ふる》して色褪《いろあ》せた旧式《きゅうしき》の客車《きゃくしゃ》が三《さん》、四輌《よんりょう》しか繋《つな》がっていないのだろう。電燈《でんとう》も暗《くら》い。

想起力アップ!

四字熟語 シークワーズ

といた日 /

隠れている「四字熟語」を10個見つけてください。

文字を読む方向は、上から下、下から上、左から右、右から左の4方向で、一直線上に並んでいます。

→答えは159ページ

青	天	白	路	商	月	進	日	接	間
産	正	方	行	品	風	林	火	心	時
動	三	音	楽	転	鳥	変	応	機	臨
不	朝	羊	団	流	花	落	援	一	意
立	形	頭	寒	足	熱	納	合	宇	気
直	外	不	出	元	手	収	集	手	投
観	天	肉	中	歩	尽	無	横	縦	合
光	想	理	霧	散	目	独	断	道	成
屋	奇	数	里	主	義	新	知	故	温
根	四	捨	五	段	活	斬	未	外	度

想起力アップ!

都道府県シークワーズ

といた日　/

隠れている「都道府県の名前」を10個見つけてください。文字を読む方向は、上から下、下から上、左から右、右から左の4方向で、一直線上に並んでいます。

→答えは159ページ

シ	ウ	ョ	キ	ウ	ト	ザ	ヤ	ミ	ア
ア	オ	モ	シ	ョ	ウ	マ	テ	ワ	イ
キ	タ	キ	マ	ン	ギ	グ	ン	カ	サ
ワ	ガ	ナ	ネ	ク	カ	ゴ	シ	マ	イ
ク	マ	モ	チ	ギ	ン	ト	バ	ザ	カ
オ	ヤ	ョ	キ	フ	ウ	ク	ギ	ヤ	サ
オ	コ	チ	ナ	ト	ョ	シ	ゴ	ミ	オ
イ	シ	カ	ワ	チ	キ	ア	ウ	シ	オ
バ	ク	ナ	ガ	チ	ウ	コ	ョ	ロ	ズ
ラ	フ	ト	コ	ロ	イ	エ	ヒ	ヒ	シ

次の文章を、情景を思い浮かべながら、2回読みましょう。

柿《かき》山《やま》伏《ぶし》（狂言《きょうげん》）

柿主《かきぬし》　いかめな山伏《やまぶし》が、上《のぼ》って柿《かき》を食《く》ろう。さてさてにくいやつでござる。

柿主《かきぬし》　やい、やい、やい、やい、やい。

山伏《やまぶし》　そりゃ、見《み》つけられたそうな。かくれずは　なるまい。

柿主《かきぬし》　さればこそ、顔《かお》をかくいた。あの柿《かき》の木《き》のかげへかくれたを、ようよう見《み》れば、人《ひと》ではないと見《み》えた。

山伏《やまぶし》　まず落《お》ち着《つ》いた。人《ひと》ではないと申《もう》す。

柿主《かきぬし》　あれは　からすじゃ。

山伏《やまぶし》　やあ、からすじゃと申《もう》す。

柿主《かきぬし》　からすならば鳴《な》くものじゃが、おのれは鳴《な》かぬか。

山伏《やまぶし》　これは鳴《な》かずは　なるまい。

柿主《かきぬし》　おのれ、鳴《な》かずは人《ひと》であろう。その弓矢《ゆみや》をおこせ、一矢《ひとや》に射殺《いころ》いてやろう。

山伏《やまぶし》　こかあ、こかあ、こかあ、こかあ。

柿主《かきぬし》　さればこそ、鳴《な》いたり鳴《な》いたり。また、あれをようよう見《み》れば、からすではのうて　さるじゃ。

山伏《やまぶし》　やあ、今度《こんど》はさるじゃと申《もう》す。

柿主《かきぬし》　さるならば、身《み》せせりをして鳴《な》くものじゃが、おのれは鳴《な》かぬか。

山伏《やまぶし》　身《み》せせりをして、鳴《な》かずはなるまい。

柿主《かきぬし》　おのれ、鳴《な》かずは人《ひと》であろう。そのやりを持《も》てこい、つき殺《ころ》いてやろう。

山伏《やまぶし》　きゃあ、きゃあ、きゃあ、きゃあ。

柿主《かきぬし》　鳴《な》いたり鳴《な》いたり。さてさてきゃつは、物《もの》まねの上手《じょうず》なやつじゃ。——

キューブの見え方

といた日

1～7の矢印の方向から見たとき、キューブはどう見えるでしょうか？　例にならって矢印の方向から見たときの形を下の枠にあるブロックに描き足してください。

→答えは159ページ

例

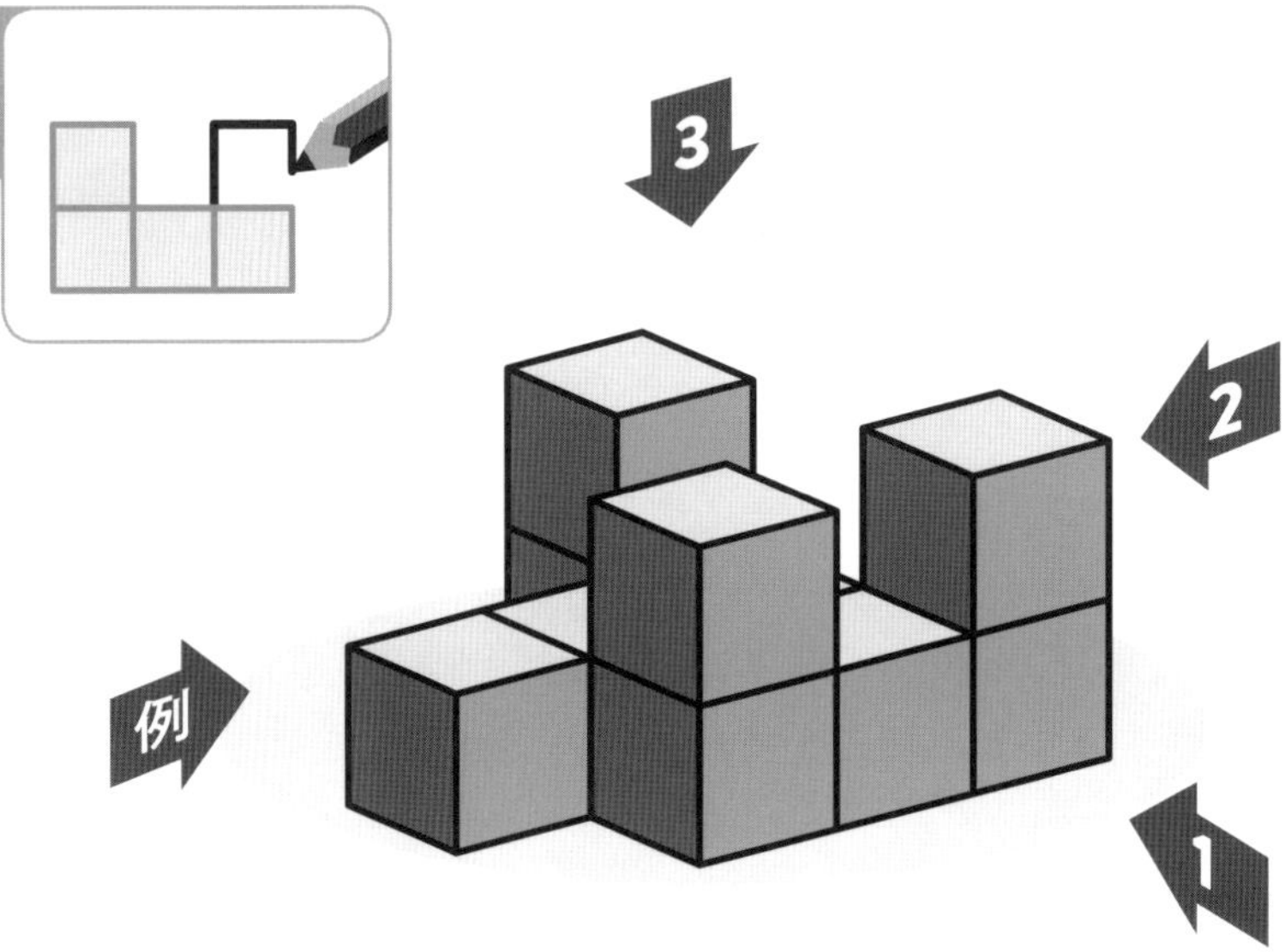

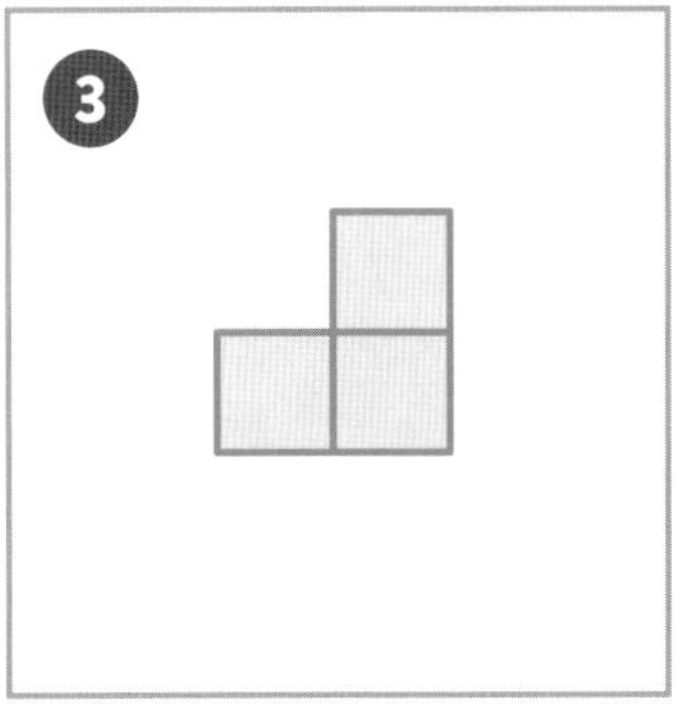

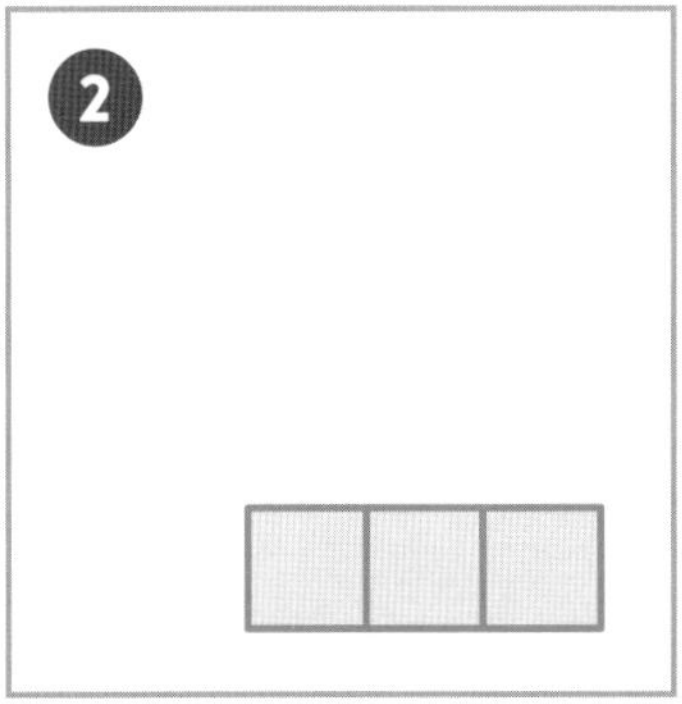

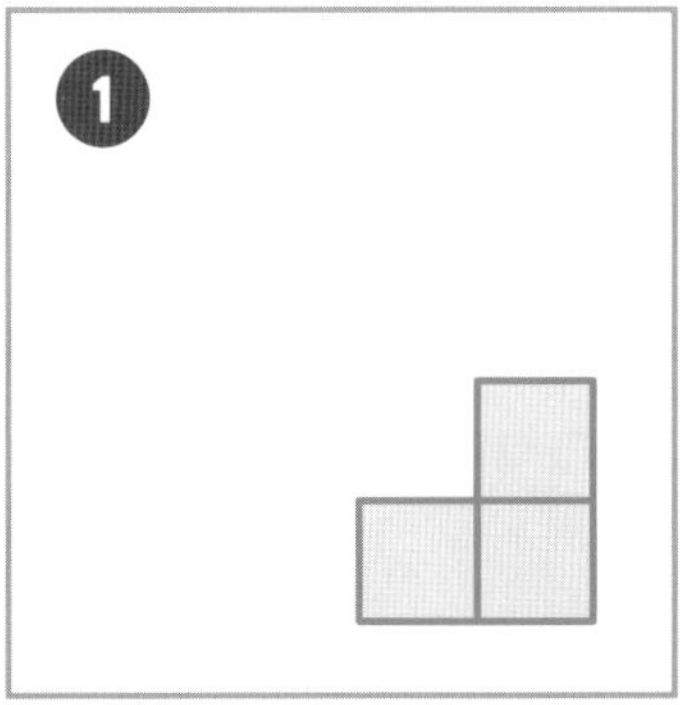

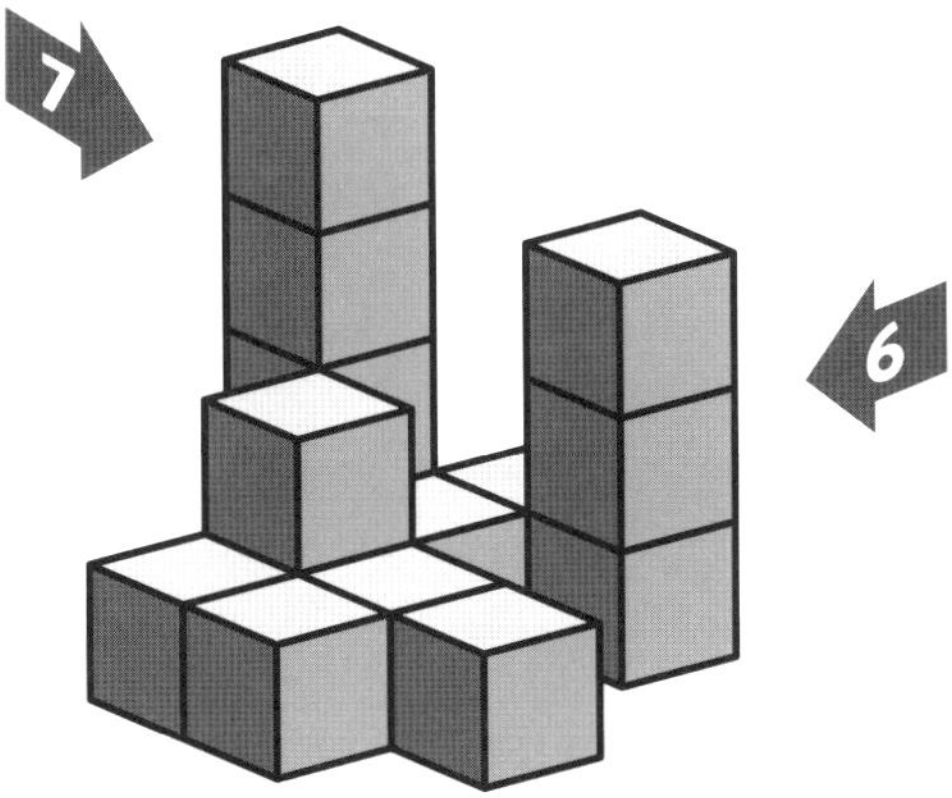
7
6

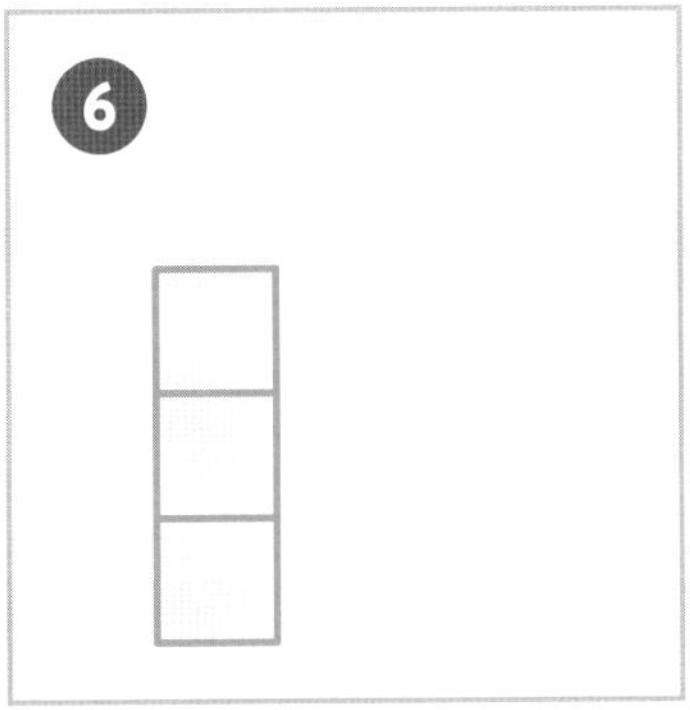
6

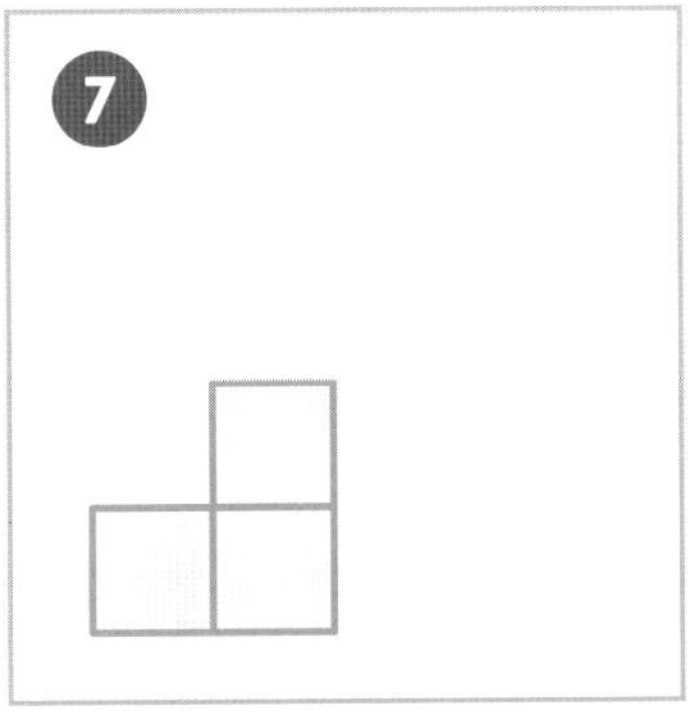
7

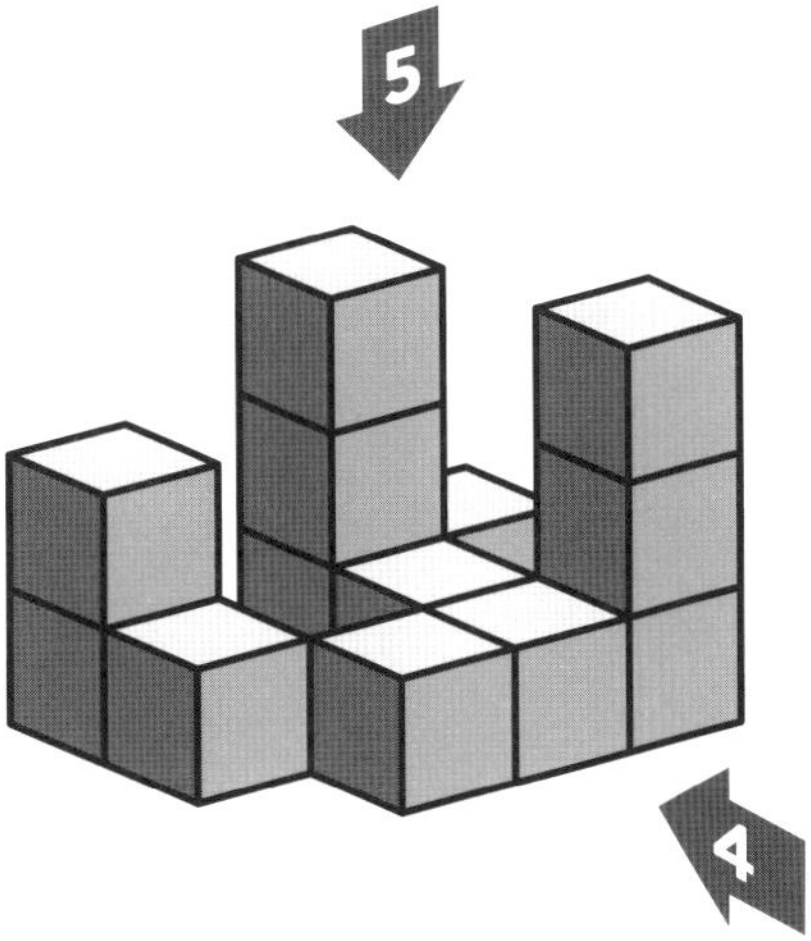
5
4

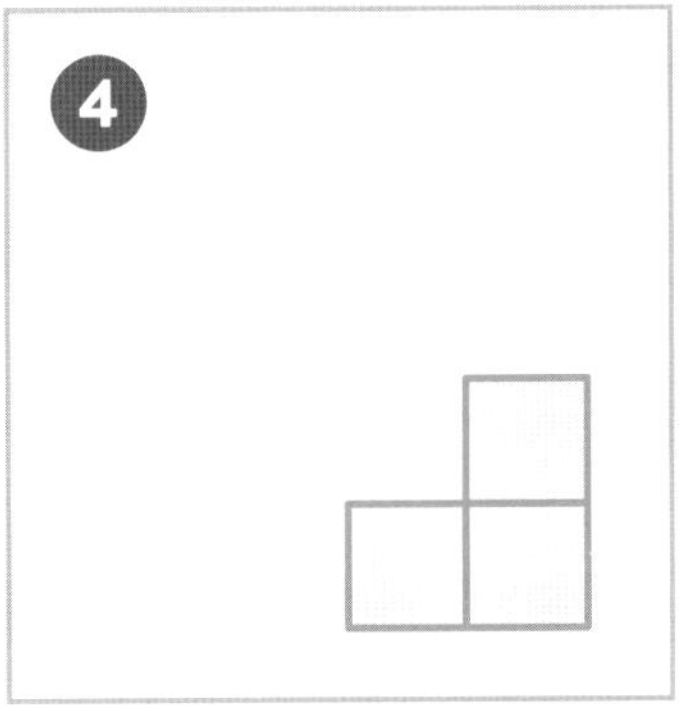
4

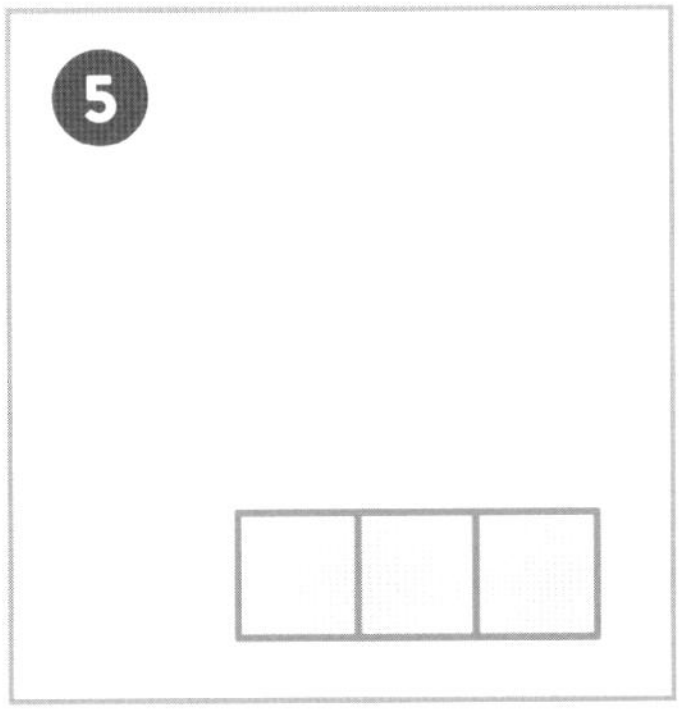
5

次の文章を、情景を思い浮かべながら、2回読みましょう。

一《いち》握《あく》の砂《すな》

石川啄木《いしかわたくぼく》

「我《われ》を愛《あい》する歌《うた》」より

東海《とうかい》の小島《こじま》の磯《いそ》の白砂《しらすな》に
われ泣《な》きぬれて
蟹《かに》とたは《わ》むる

頬《ほ》につたふ《う》
なみだのごは《わ》ず
一握《いちあく》の砂《すな》を示《しめ》しし人《ひと》を忘《わす》れず

大海《だいかい》にむかひ《い》て一人《ひとり》
七八《ななよう》日《か》
泣《な》きなむ《ん》とすと家《いえ》を出《い》でにき
いたく錆《さ》びしピストル出《い》でぬ

砂山《すなやま》の
砂《すな》を指《ゆび》もて掘《ほ》りてありしに
ひと夜《よ》さに嵐来《あらしきた》りて築《きづ》きたる
この砂山《すなやま》は
何《なに》の墓《はか》ぞも

砂山《すなやま》の砂《すな》に腹這《はらば》ひ《い》
初恋《はつこい》の
いたみを遠《とお》くおもひ《い》出《い》づる日《ひ》
砂山《すなやま》の裾《すそ》によこたは《わ》る流木《りゅうぼく》に
あたり見《み》まは《わ》し
物《もの》言《い》ひ《い》てみる

いのちなき砂《すな》のかなしさよ
さらさらと
握《にぎ》れば指《ゆび》のあひ《い》だより落《お》つ

文字の並べ替え

といた日　／

文字を並べ替えて言葉を作りましょう。
小さい文字〔促音や拗音〕になる文字もあります。

→答えは159ページ

1 う え も よ が

2 ひ ま ら ざ く

3 が ん か い え

4 ま す ぜ き か

5 わ い ふ ら く

6 ぱ み つ り え

7 て ま こ ば た

8 ふ も ん ど め う

9 ま ち い に え ん

10 き い て び ゆ う

11 よ よ う ひ て い

⑫ い し と せ ほ く ち

⑬ い の す さ え い ぐ

⑭ び せ こ ん は う な

⑮ で め や し ろ ん ん

⑯ い ぶ か し が や き し

⑰ す ん が ん そ た ど り

⑱ つ お ぷ ち と す う つ

PART3の答え

p116-117

❶柿、鐘、鳴　❷遠山、枯野　❸椿、椿　❹大枝、桜　❺垣根　❻荒海、佐渡　❼釣、鮎　❽渓流
❾宿、藤　❿噴水、風　⓫下駄、酉　⓬虹、見、美　⓭色、野菊　⓮朝顔、一輪

p120-121

❶D　❷B
❸A　❹D

p132-133

❶せっさ　❷い
❸ぎょふ　❹けいせつ
❺がりょう　❻げきりん
❼だそく　❽むじゅん
❾さいおう　❿ごじっぽ
⓫とうりゅう
⓬しめんそか
⓭りゅうとう
⓮ばんせい
⓯たざん　⓰ぎゅうじ
⓱がしん　⓲いっすい
⓳きゅうそ
⓴こういってん
㉑ごりむちゅう
㉒だんちょう
㉓ずさん

p124

こ	め	だ	わ	ら		う
ん		い	き		き	ち
じ	つ		ば	ら	つ	き
き		さ	ら	い	ね	ん
や	け	い		と	う	
し	ん	せ	つ		ど	き
ゃ		い	ぶ	に	ん	ぐ

1 つ　2 ん　3 ら　4 い　5 う　6 き

p125

❶すめばみやこ
❷ぜんはいそげ
❸ぶたにしんじゅ
❹つきとすっぽん
❺みもふたもない
❻やまいはきから

p128-129

❶九　❷二　❸11　❹4
❺7　❻10　❼15　❽4
❾0　❿11

❹～❿は漢数字でも正解

p136-137

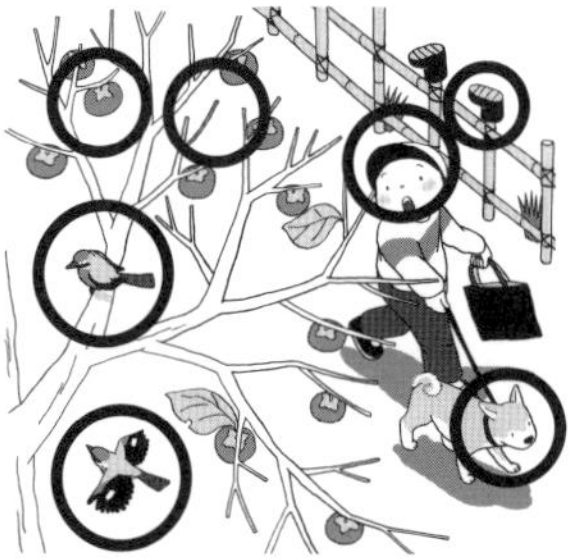

p140

う	せ	つ		び	ひ	ん
け		ち	り		ょ	
て	じ	な		こ	う	じ
	さ	ら	そ	う	じ	ゅ
い	ん	し		の		え
な	き		こ	と	わ	り
ほ	ん	ぎ	ま	り		ー

1 こ　2 じ　3 り　4 う　5 ん　6 な

p141

❶もちはもちや　❷たかねのはな　❸おにのかくらん
❹しらぬがほとけ　❺へたのよこずき
❻たていたにみず

p144-145

❶

ちえこ	しよう	ようし	
えこし	**こしよ**	**ちこし**	こちえ
しちえ	よちこ	うちえ	しこよ
ちこし	ちよこ	**こしよ**	ようこ

❷

Σβθ	ДщΣ	ωβθ	Дωβ
βθД	θΣβ	ΣДω	**щΣД**
Σωβ	βθΣ	ДΣщ	θβД
щΣД	щΣθ	**βθД**	ωΣД

❸

ABC	DEF	**ABD**	EBC
BAE	CBD	BFC	BCD
CDA	BAC	AEB	CDB
DEA	**ABD**	**CDA**	DFE
FAC	DAB	ADB	BCF

❹

風林火	山空水	風火山	空風水
林火山	風水山	山火空	**火林風**
空水林	山林風	**林火山**	山火風
風林山	**火林風**	空山林	風火林
林風空	水火風	山風火	空山水

p148

青	天	白	路	商	**月**	進	日	接	間
産	**正**	**方**	**行**	**品**	**風**	林	火	心	時
動	三	音	楽	転	**鳥**	**変**	**応**	**機**	**臨**
不	朝	羊	団	流	**花**	落	援	一	**意**
立	形	**頭**	**寒**	**足**	**熱**	納	合	宇	**気**
直	**外**	不	出	元	手	収	集	手	**投**
観	**天**	肉	**中**	歩	**尽**	**無**	**横**	**縦**	**合**
光	**想**	理	**霧**	散	目	独	断	道	成
屋	**奇**	数	**里**	主	義	**新**	**知**	**故**	**温**
根	四	捨	**五**	段	活	斬	未	外	度

p149

シ	**ウ**	**ヨ**	**キ**	**ウ**	**ト**	ザ	ヤ	ミ	ア
ア	オ	モ	**シ**	ヨ	ウ	マ	**テ**	**ワ**	**イ**
キ	**タ**	キ	**マ**	ン	ギ	グ	ン	カ	サ
ワ	**ガ**	ナ	**ネ**	ク	**カ**	**ゴ**	**シ**	**マ**	イ
ク	**マ**	モ	チ	**ギ**	ン	ト	バ	ザ	**カ**
オ	**ヤ**	ヨ	キ	**フ**	ウ	ク	ギ	ヤ	**サ**
オ	コ	チ	ナ	ト	ヨ	シ	**ゴ**	ミ	**オ**
イ	**シ**	**カ**	**ワ**	チ	キ	ア	**ウ**	シ	**オ**
バ	ク	ナ	ガ	**チ**	**ウ**	**コ**	**ヨ**	ロ	ズ
ラ	フ	ト	コ	ロ	イ	エ	**ヒ**	ヒ	シ

p152-153

❶
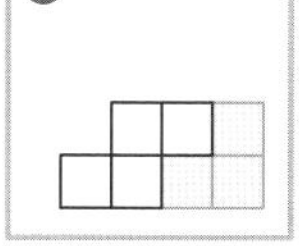

❷
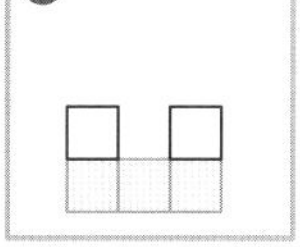

❸
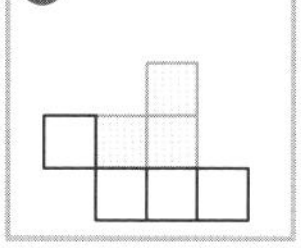

❹
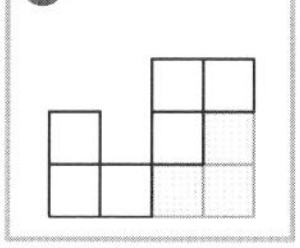

❺
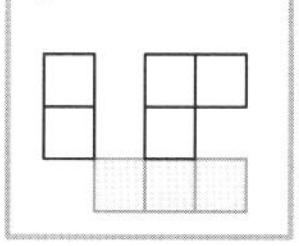

❻
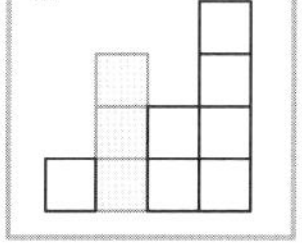

❼
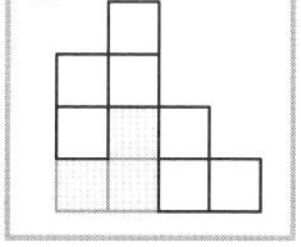

p156-157

❶もようがえ
❷ひざまくら
❸えいがかん
❹すきまかぜ
❺ふくわらい
❻みえっぱり
❼たまてばこ
❽もめんどうふ
❾いちにんまえ
❿ていきゅうび
⓫よていひょう
⓬ほくとしちせい
⓭すいさいえのぐ
⓮せんこうはなび
⓯ろめんでんしゃ
⓰かぶしきがいしゃ
⓱がそりんすたんど
⓲すとっぷうぉっち

監修
篠原菊紀
しのはらきくのり

公立諏訪東京理科大学地域連携研究開発機構医療介護・健康工学部門長（応用健康科学、脳科学）。長野県茅野市出身、茅野市縄文ふるさと大使。「学習しているとき」「運動しているとき」「遊んでいるとき」など日常的な場面での脳活動を研究している。テレビ、ラジオ、書籍などの著述、解説、実験を多数務める。監修に『30日で脳がみるみる若返る　1日5分 朝の脳トレ習慣』（ナツメ社）などがある。

参考にした
文献・出典

『二十四の瞳 壺井栄』角川文庫、『細雪（上）谷崎潤一郎』新潮文庫、『人間失格・桜桃 太宰治』角川文庫、『金子みすゞ童謡全集』JULA出版局、『日本の文学 古典編26方丈記 宇治拾遺物語 鴨長明』ほるぷ出版、『吾輩は猫である（上）夏目漱石』集英社文庫、『日本の民謡曲集II』メトロポリタンプレス、『汚れっちまった悲しみに 中原中也』大和出版、『学問のすすめ 福沢諭吉』岩波文庫、『日本の文学 古典編11 源氏物語一 紫式部』ほるぷ出版、『日本文学全集別巻1』河出書房、『五重塔 幸田露伴』岩波文庫、『金色夜叉 尾崎紅葉』新潮文庫、『日本の文学 古典編29 平家物語上』ほるぷ出版、『智恵子抄 高村光太郎』新潮文庫、『雪国 川端康成』岩波文庫、『日本文学全集12国木田独歩 石川啄木集』集英社、『例解小学 国語辞典』三省堂

本書に関するお問い合わせは、書名・発行日・該当ページを明記の上、下記のいずれかの方法にてお送りください。電話でのお問い合わせはお受けしておりません。
・ナツメ社webサイトの問い合わせフォーム
　https://www.natsume.co.jp/contact
・FAX（03-3291-1305）
・郵送（下記、ナツメ出版企画株式会社宛て）
なお、回答までに日にちをいただく場合があります。正誤のお問い合わせ以外の書籍内容に関する解説・個別の相談は行っておりません。あらかじめご了承ください。

脳がみるみる若返る
脳トレ 名作音読ドリル

2021年5月6日 初版発行

監修者　篠原菊紀　しのはらきくのり　Shinohara Kikunori, 2021
発行者　田村正隆
発行所　株式会社ナツメ社
　　　　東京都千代田区神田神保町1-52 ナツメ社ビル1F（〒101-0051）
　　　　電話 03(3291)1257（代表）　FAX 03(3291)5761
　　　　振替 00130-1-58661
制作　　ナツメ出版企画株式会社
　　　　東京都千代田区神田神保町1-52 ナツメ社ビル3F（〒101-0051）
　　　　電話03(3295)3921（代表）
印刷所　広研印刷株式会社

　　　　ISBN978-4-8163-7003-8　Printed in Japan
　　　　JASRAC出 2101911-101

ナツメ社Webサイト
https://www.natsume.co.jp
書籍の最新情報（正誤情報を含む）はナツメ社Webサイトをご覧ください。